図解 眠れなくなるほど面白い

メンタルの話

早稲田メンタルクリニック院長
益田 裕介 監修
Yusuke Masuda

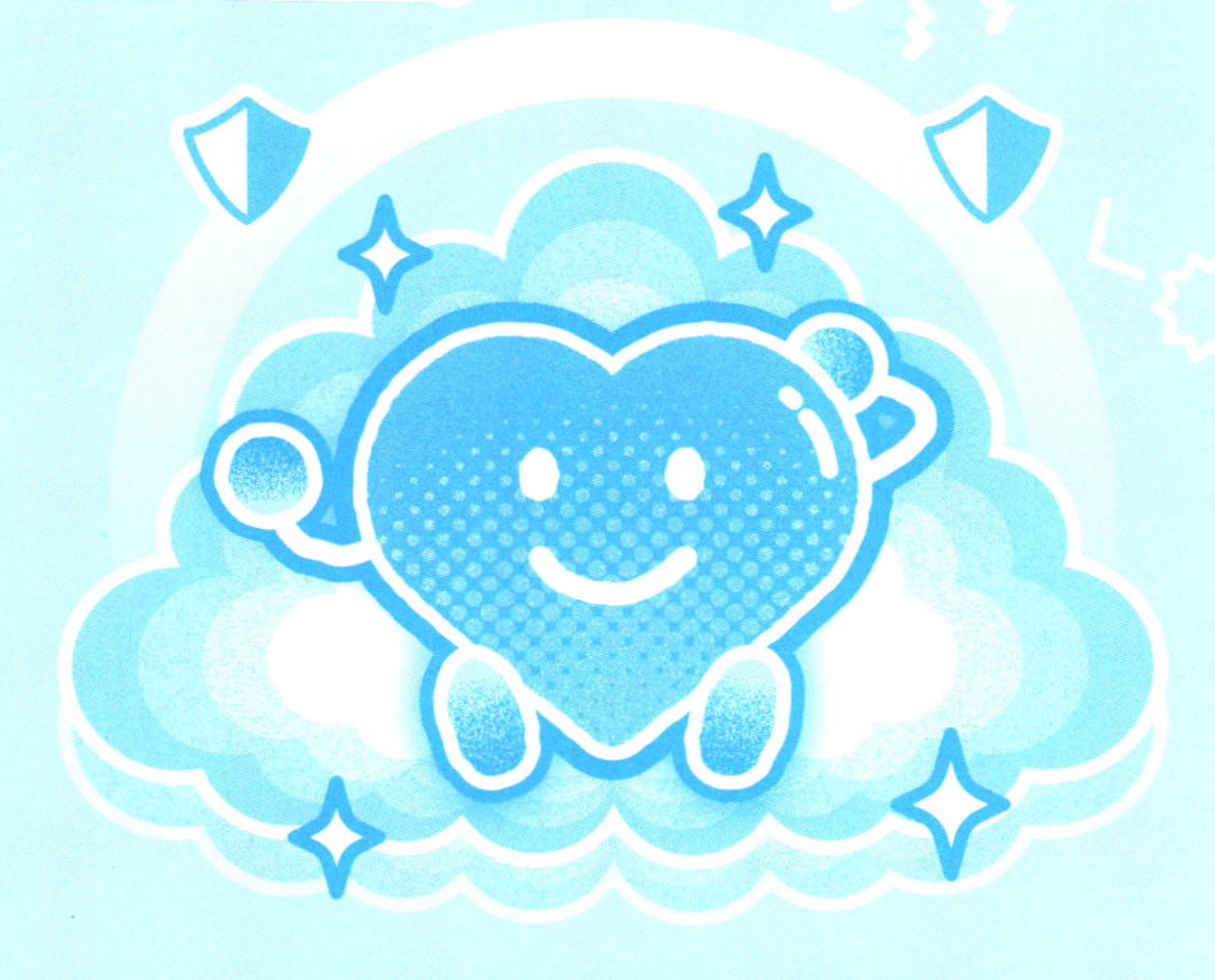

日本文芸社

はじめに

「最近イライラすることが多い」「落ち込んでやる気がでない」

そんなメンタルの不調を感じている方は、たくさんいます。実際、日本では年間約587万人が精神疾患で病院を受診しており、その数は増加の一途をたどっているのです。

そこで、本書ではメンタルを整えるために必要なポイントについて紹介していきます。

やるべきこととは、「とにかく体を整える」「心地よい人間関係を築く」「知識を身につける」の3つです。

「メンタルを整えたいのに、なぜ体を整えることからはじめるの？」と思われることでしょう。当然の疑問ですが、私たちの心は頭（脳）にあり、頭と体は密接に関係しているのです。びっくりして胸がドキドキする、緊張しておなかが痛くなるといったように、心は体に影響を与えています。

その逆もあって、体の不調がメンタルに悪影響を与えるのです。

そして、心地よい人間関係がメンタルに関係するのは、なんとなく理解できるのではないでしょうか？　ギスギスした職場より、和気あいあいとした職場のほうが居心地がよく、ストレスが溜まらないのは言うまでもありません。

そして、人間心理のこと、自分のこと、他人のことを理解するために、知識を身につけることも大切です。そうすることで、自分のメンタルの現状を把握し、改善することにつながるからです。

ただし、「言うは易し行うは難し」で、たった3つのことでも実行するのは意外と大変ですので、できることからはじめてください。

本書でお伝えしたいのは、メンタルを整えたいのであれば、やるべきことが3つあるということ。これが理解できないと、いつまで経ってもメンタルは整わないのです。

早稲田メンタルクリニック院長　益田裕介

CONTENTS

第2章
性別や年齢によって変わるメンタル事情

第3章

とにかくメンタルが整う最高の方法

第4章 シチュエーション別 どんな悩みもちっぽけに感じるすごい方法

職場のモヤモヤ

第1章

メンタルが病むってどういう状況？

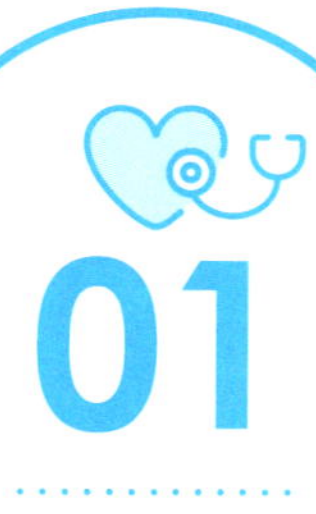

01 そもそも〝メンタル〟ってなんだろう？

メンタルは脳が生み出すもの

私たちは、「メンタル」という言葉を何気なく使っていますが、もともとは、英語で「心の、精神上の」という意味を持つ形容詞「ｍｅｎｔａｌ」が語源の和製英語です。**日本では「精神」そのものや「精神力」「心情」「感情」といった意味で使われています。かんたんに言えば「心」のことです。**

それでは、メンタル＝心はいったい私たちの体のどこにあるのでしょうか？　ふだん、私たちが感情を表す際、「頭にくる」「胸が騒ぐ」「腹をくくる」など、頭・胸・腹のつく言葉で表現するように、心がどこにあるのかをはっきりと意識できていません。しかし、**生物学的に考えるならば心は脳が生み出す現象です。**

脳を大ざっぱに説明すると、まず「脳幹」と呼ばれる生命活動に直結する部分を司っている部位があり、その上に「大脳辺縁系」と呼ばれる感情や本能に関係するところ、さらに、その上に「大脳皮質」と呼ばれる理性に関係するところが覆いかぶさる3層構造になっています。

これが生物学的な構造で、遺伝子という設計図を元につくられています。パソコンにたとえると、本体が脳ならば、これまでの経験や知識はソフトウェアにあたります。どんなデータやプログラミングをインストールするかによって、脳の反応は異なり、結果「心」はまったく違うものになります。

私たちの心はどこにあるのか？

- 腹を立てる
- 腹黒い
- 腹を決める
- 腹が据わる
- 腹をくくる

- 胸が痛む
- 胸が一杯になる
- 胸が躍る
- 胸が騒ぐ
- 胸がすく

- 頭にくる
- 頭に血がのぼる
- 頭を冷やす
- 頭が痛い
- 頭を抱える

感情を表す言葉には「頭・胸・腹」が使われることが多いが……

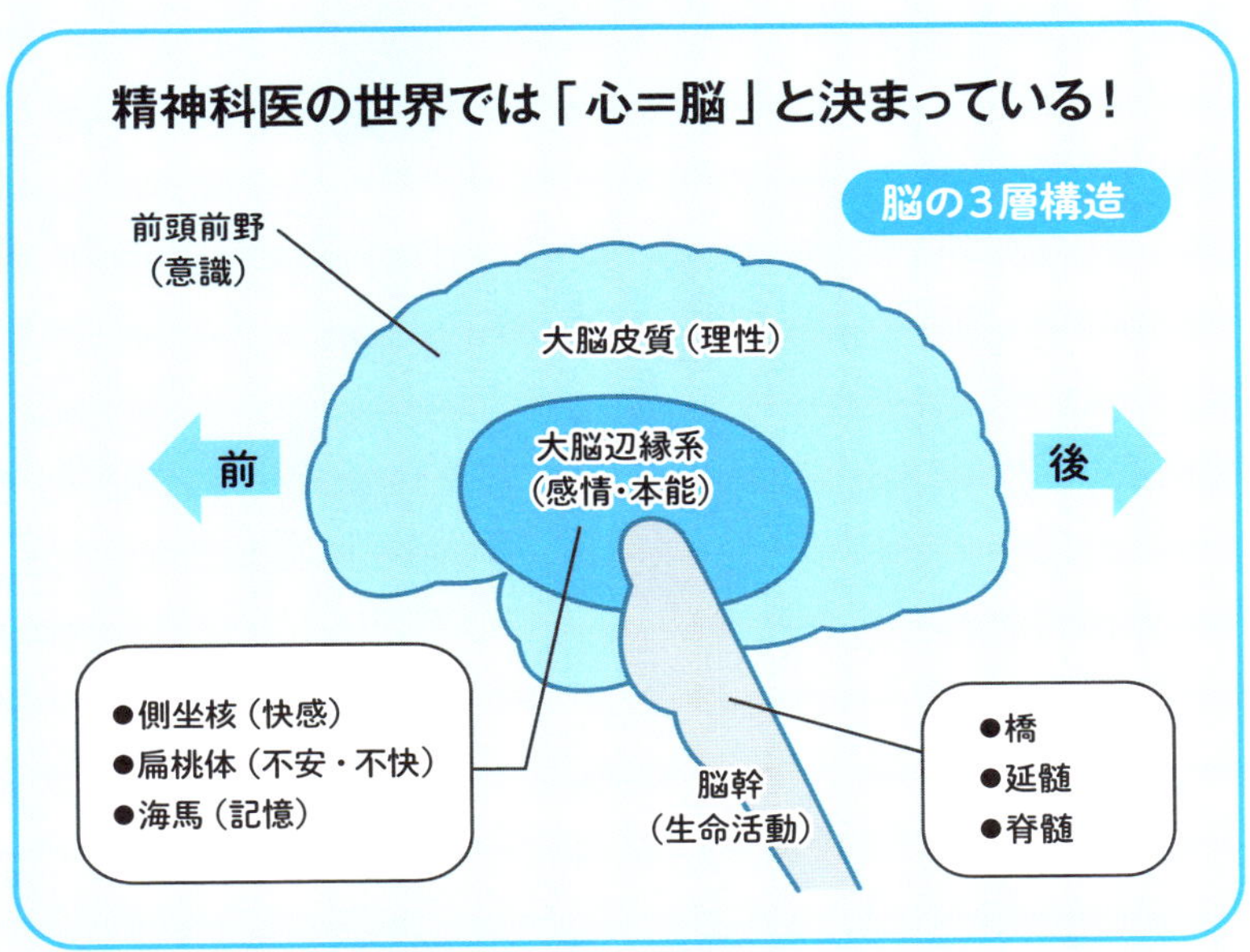

心は生物学的な脳の機能だけでなく
経験や知識の影響も受けている

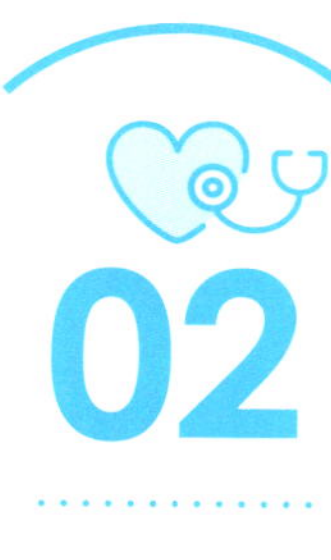

02 心＝脳 心の疲れは脳の疲れ

脳の疲労は気づきにくい

現代は「ストレス社会」だと言われています。実際、総理府が15～74歳の男女を対象に行った調査によると、「日頃、ストレスを感じている」と答えた人は56・9％にも上ります。

一般的にストレスは心の問題だと思われていますが、**精神科医の世界では「心＝脳」ですから、ストレスは脳疲労の問題になります。**

ただ、脳の疲労というのは、なかなか自分では気づけず、症状も現れにくいものです。しかし、筋肉の疲労や内臓の疲労は違います。筋トレをすると翌日に疲れが出て筋肉痛になりますし、脂っこいものを食べると胃もたれなどの症状として現れます。

ところが、脳の疲労の場合は、すぐに身体的な反応が出るわけではないため、脳が疲れているという自覚をしにくいのです。そのため、ストレスを感じても無理をし続けることが多くなり、半年や1年、場合によっては**10何年にもわたって脳の疲労が蓄積することになり、結果、うつ病や依存症といった精神疾患を引き起こしてしまうことになります。**

また脳の場合、集中していたり、カフェインを摂取するなどしてアドレナリンが出ると、疲労が感じにくくなります。ただ、これはあくまで「感じなくさせている」だけで、疲労そのものが解消されているわけではありません。いかにはやく脳の疲労に気づいて対処するかが、もっとも大事なのです。

「体の疲労」と「脳の疲労」の違い

体の疲労はわかりやすい

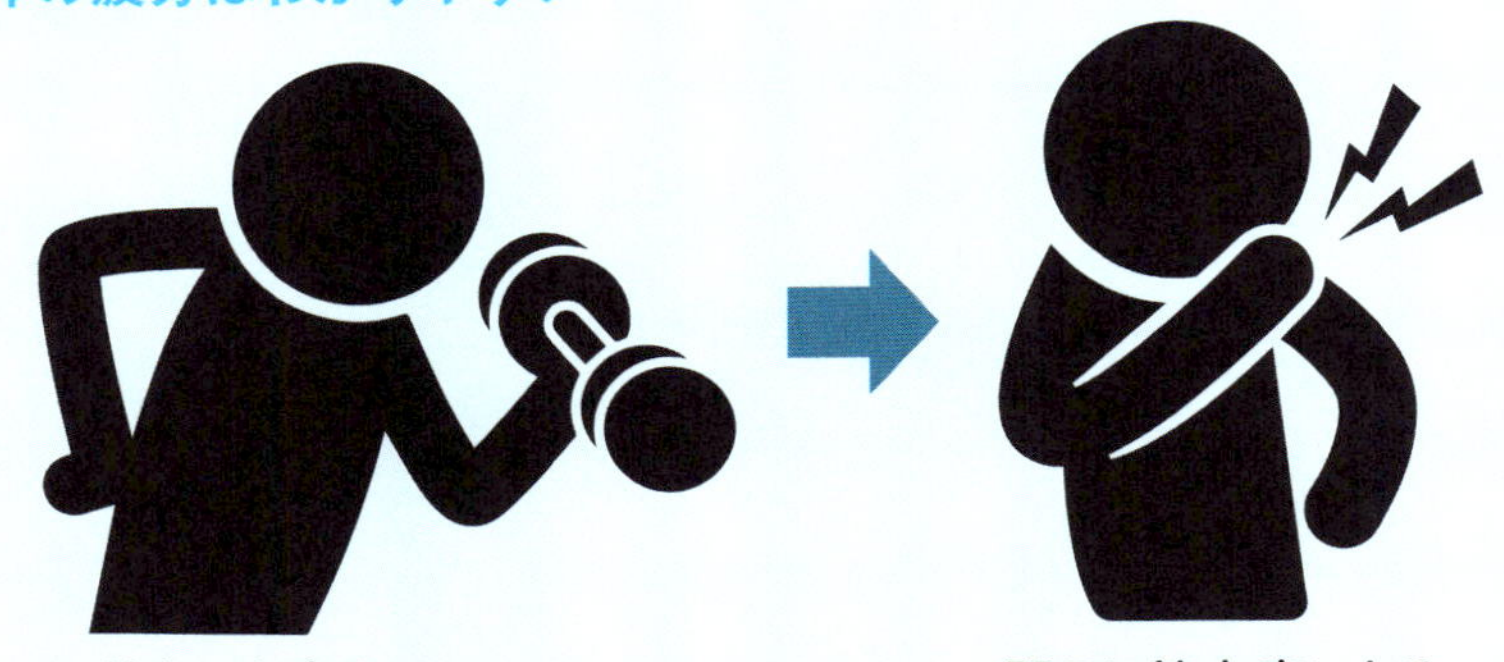
筋トレをする
翌日に筋肉痛になる

脳の疲労はわかりにくい

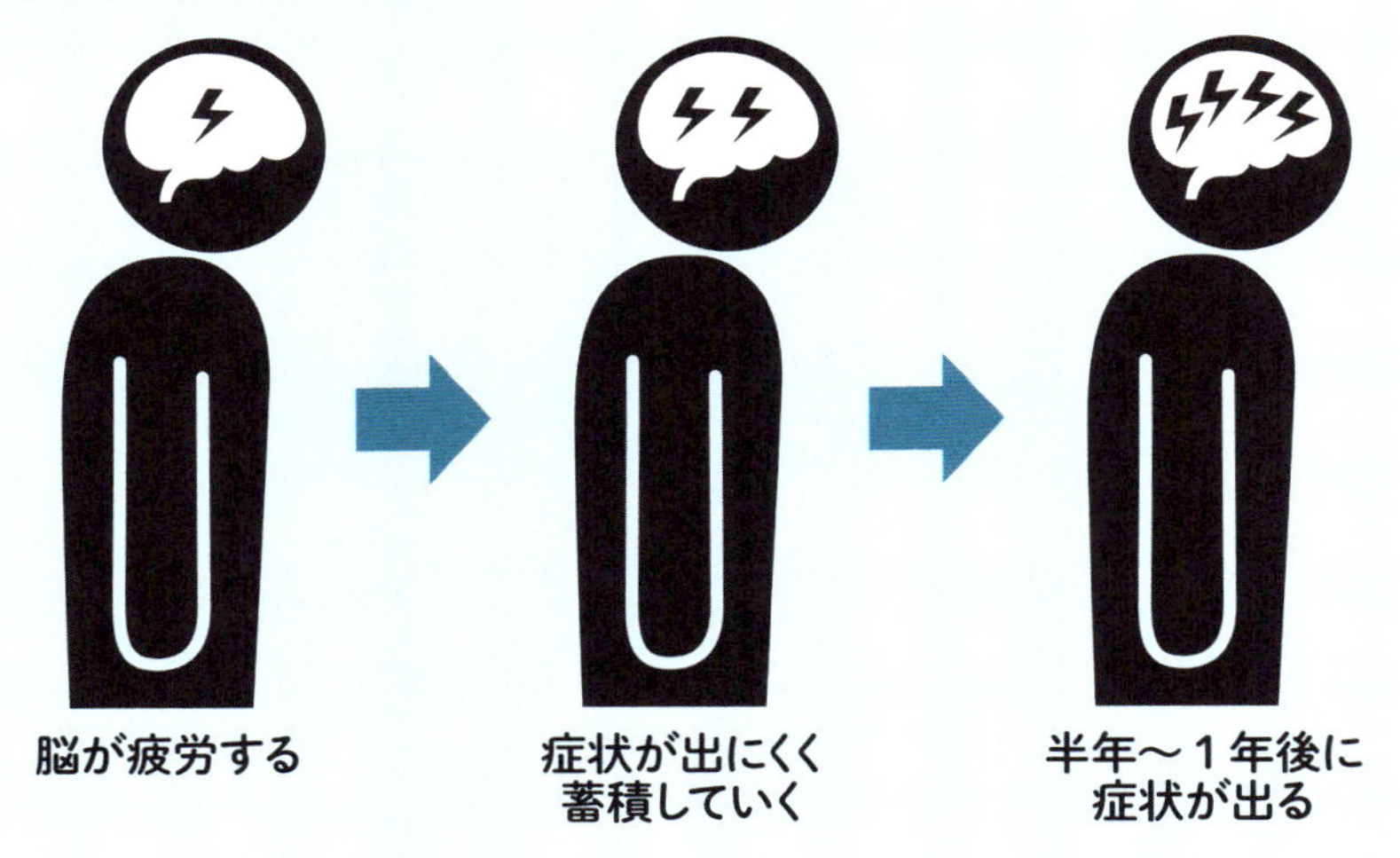
脳が疲労する
症状が出にくく
蓄積していく
半年〜１年後に
症状が出る

脳はじわじわと疲れを溜め込んで悪化する臓器
脳の疲労が限界に達すると心の問題が起きる

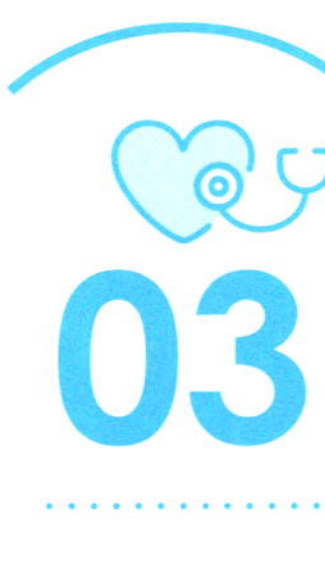

03 メンタルが病んでしまうメカニズム

心の病と「社会的要因」の関係

精神疾患というのは、そもそもの病気のなりやすさといった「生物学的要因」と、本人の性格といった「心理的要因」に、さまざまな「社会的要因」が掛け合わさることで起こります。

「社会的要因」というのは、たとえば学校でのいじめ、会社での過労やパワハラ、子育てや親の介護、経済的な貧困、孤独やひきこもりといったもので、精神疾患の場合、身体的な病気と比べて、こうした「社会的要因」の影響を強く受けやすい特徴があります。つまり、精神疾患の治療には、こうした社会的要因をどう取り除くかが重要になるというわけです。これを「生物×心理×社会モデル」と言います。

ここで重要なのは、この**「社会的要因」を単に個人の問題とするのではなく、もっと大きな社会全体の問題としてとらえる必要があるということです。**たとえば、いじめの問題があるなら、学校側が変わっていく。いじめを防げるような体制をつくっていく。

介護の問題があるなら、行政が介護を行なう人の精神的・経済的な支援を拡充させる。気軽に支援を受けられる制度をつくる。そういうふうに社会を変えていけば、おのずと精神疾患も減るわけです。

メンタルの病気になるのは「その人が弱いからだ」と言って安易に切り捨てるのではなく、社会のシステム自体に原因があるのではないかといった意識をもつことも必要なのです。

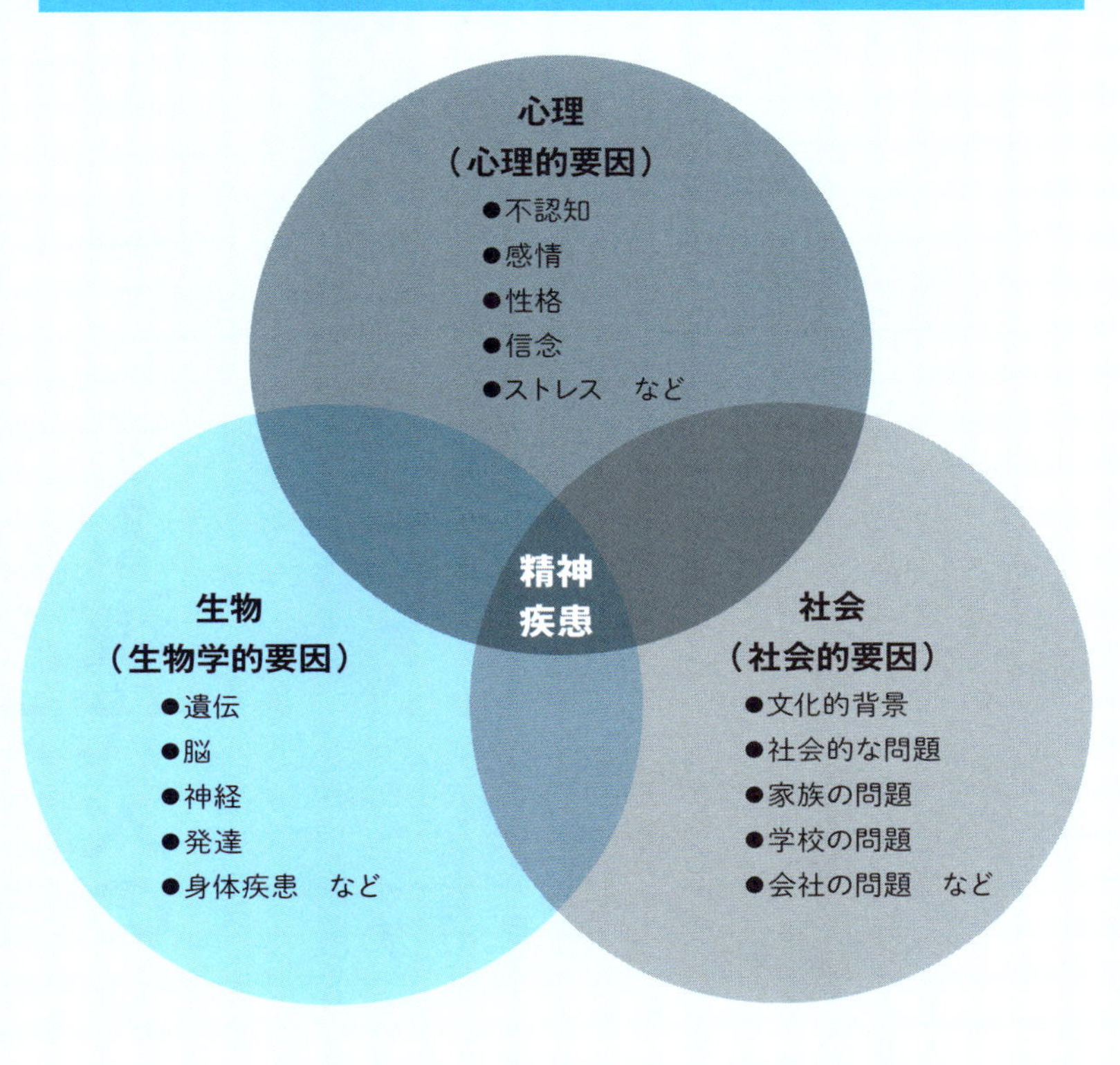

精神疾患を発症するまでの過程

社会的な問題 ➡ ストレス 脳の疲労 ➡ 症状

どんな症状が出るのかは人によって違う

遺伝的要素・性格・認知

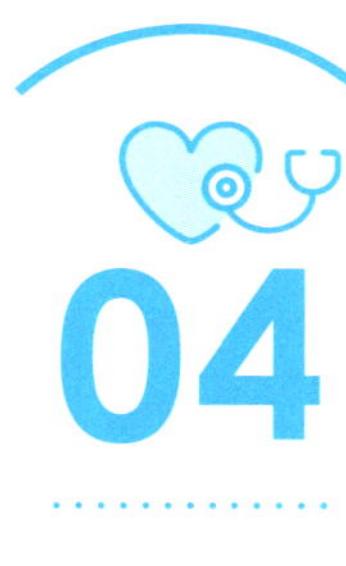

04 子どもから大人まで！ 悪化する現代人のメンタル事情

外出が制限され、友人たちとの交遊や家族との余暇を楽しめなくなったことなどが、メンタルにさまざまな悪影響を与えたことは間違いないでしょう。

また、現代の日本は、変化の時代を迎え、ストレスあるいはストレスの原因となるものが多くなっていることもあげられます。これまでの日本は、人口が多く、経済大国として強気で攻められる勢いがありました。ところが、人口が減少したことで労働人口も減り、高齢者もどんどん働けなくなってきているため、外国人労働者の受け入れ、IT化の促進など、いろいろな部分が変わらざるを得ない状況です。

環境の変化というのはストレスとなるため、大きな変革の時期を迎えている日本人は、大きなストレスを抱えているのだと考えられます。

20人にひとりがメンタル不調

『令和6年版　厚生労働白書』によると、**精神疾患を有する外来患者数は2002年は約224万人でしたが、2020年には約587万人と、18年間で約2・6倍に増加しています。**

586万人というのは、日本の総人口の4・7％に相当する数字で、およそ20人にひとりが何らかの精神疾患を抱えている計算になります。現代はそれだけ心を病んでいる人が多いというわけです。

では、なぜこんなにメンタル事情の悪い人が多いのでしょうか？　要因のひとつとして、2020年初頭に感染がはじまった新型コロナウイルスによって

メンタルに問題がある人は18年間で約2.6倍に増加

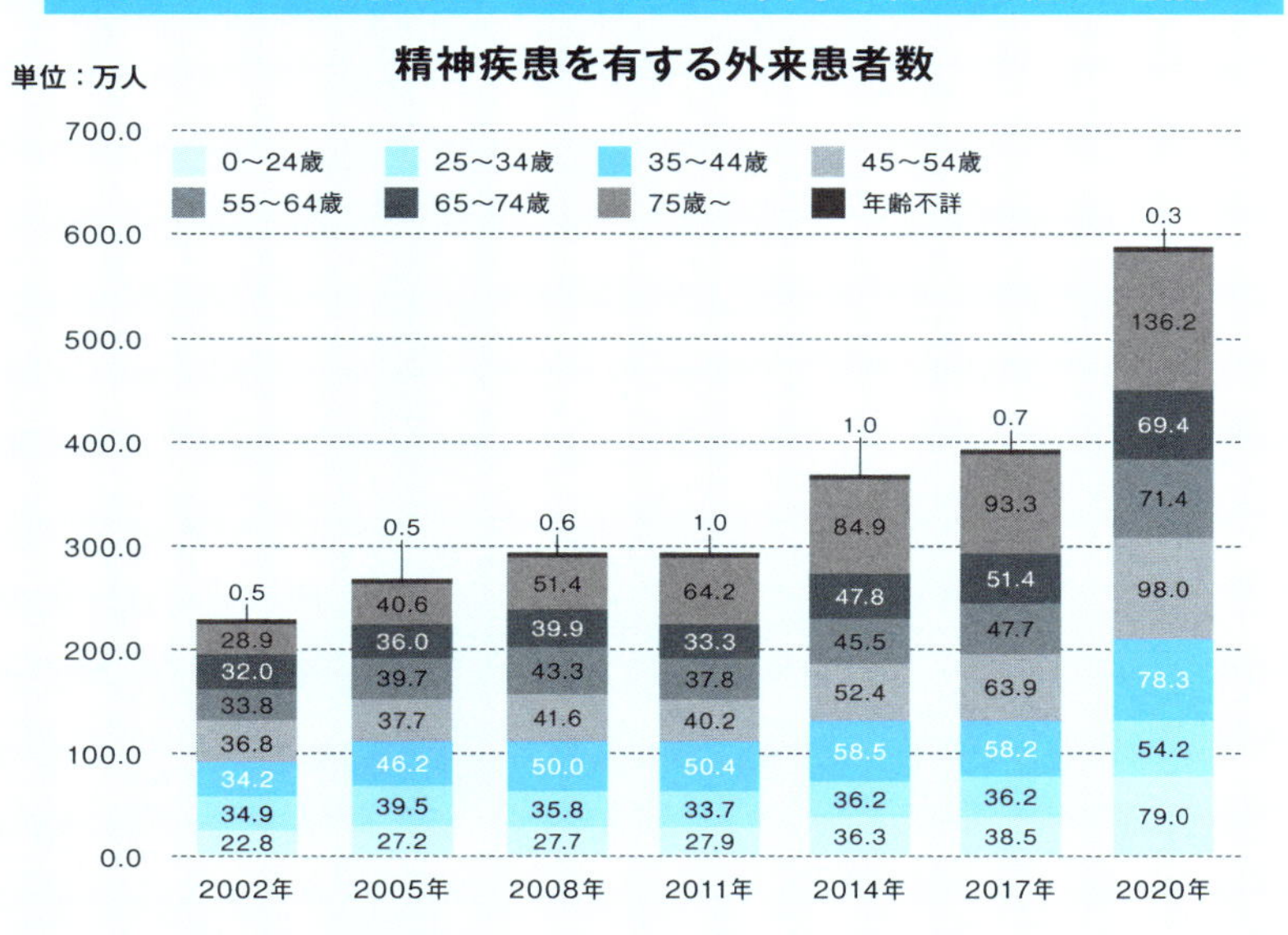

出典　『令和 6 年版　厚生労働白書』
P.59「図表 1-2-2 精神疾患を有する外来患者数の推移（年齢階級別内訳）」

2020年　精神疾患を有する外来患者数（疾患別内訳）

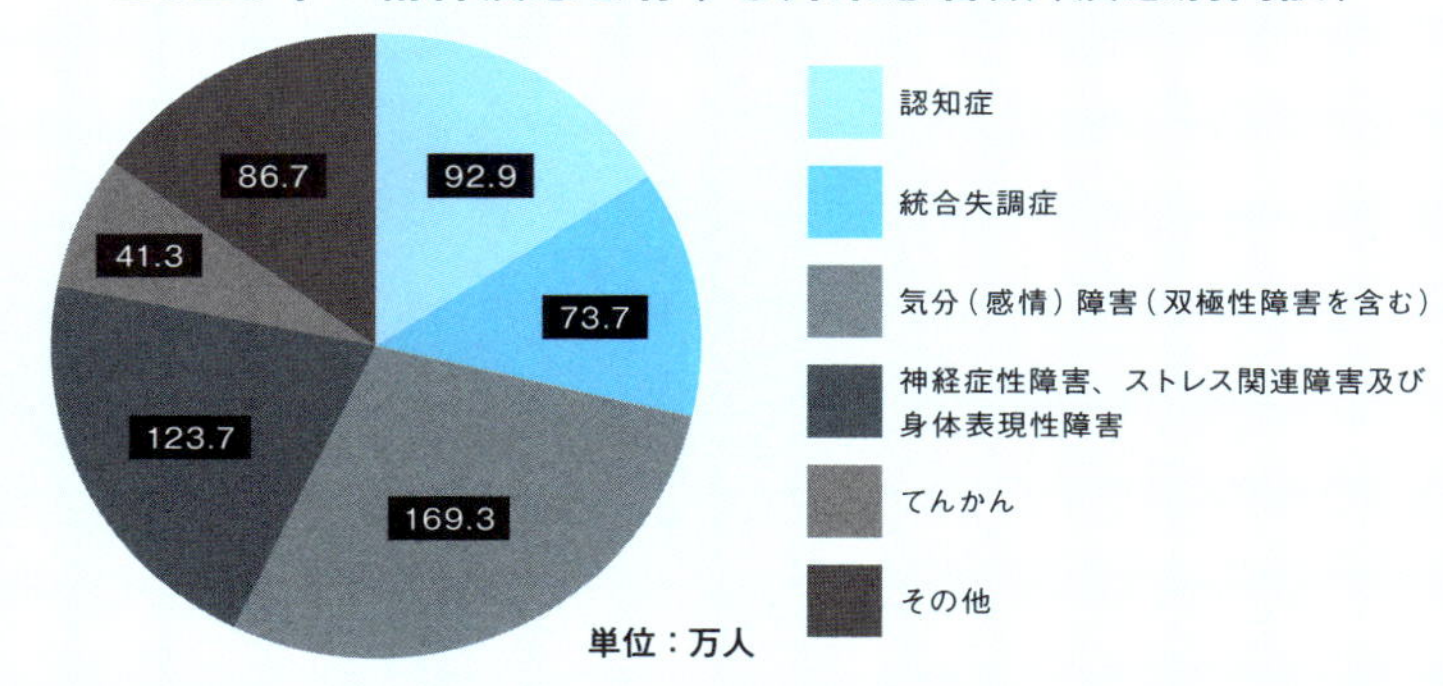

出典　『令和 6 年版　厚生労働白書』
P.58「図表 1-2-1 精神疾患を有する外来患者数の推移（疾患別内訳）」より抜粋

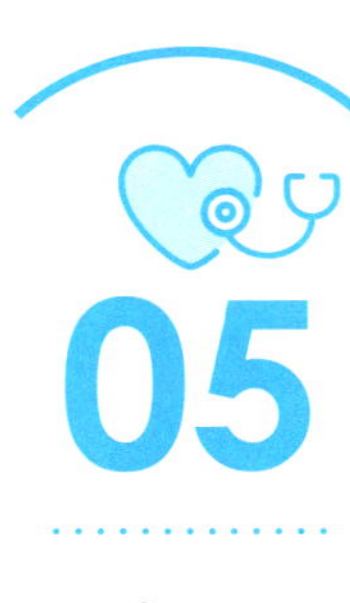

05 ストレスが溜まってどんな状態？

左の図では指は1本ですが、現実社会ではもっとたくさんの指が私たちの心を押しています。場合によっては、指ではなく拳のような大きな力で押されることもあります。風船はずっと押されていると、ゴムが劣化し弾力を失ってしまいます。私たちの心(＝脳)も同じで、**疲労によって弾力を失い、歪んだ状態のまま戻らなくなってしまうのです。これが「ストレスが溜まった状態」で、きちんとストレスを解消しないと、心の病気になってしまうのです。**

ストレスの原因は、主に「欲求不満」です。人間には、「自分はこうしたい、こうありたい」「相手にこうしてほしい、ああしてほしい」といった欲望や願望があります。それらが叶わないとき、欲求不満を感じ、それがストレスになるのです。

心は欲求不満で疲労していく

私たちが何気なく使っている**「ストレス」という言葉は、もともと物理学の用語で「外部の刺激によって物体が歪んだ状態」を意味**しており、それが精神医学にも取り入れられました。たとえば、左の図のように風船を指で押すと、押した部分が引っ込んで歪みますが、この歪んだ部分を「ストレス反応」と呼び、ストレスを引き起こす原因である外部の刺激(指)のことをストレッサーと呼びます。メンタルの話に置き換えると、心が「歪んだ風船」、さまざまな悩みや問題が「風船を押す指」で、このふたつを合わせて「ストレス」と呼んでいます。

ストレスのイメージ

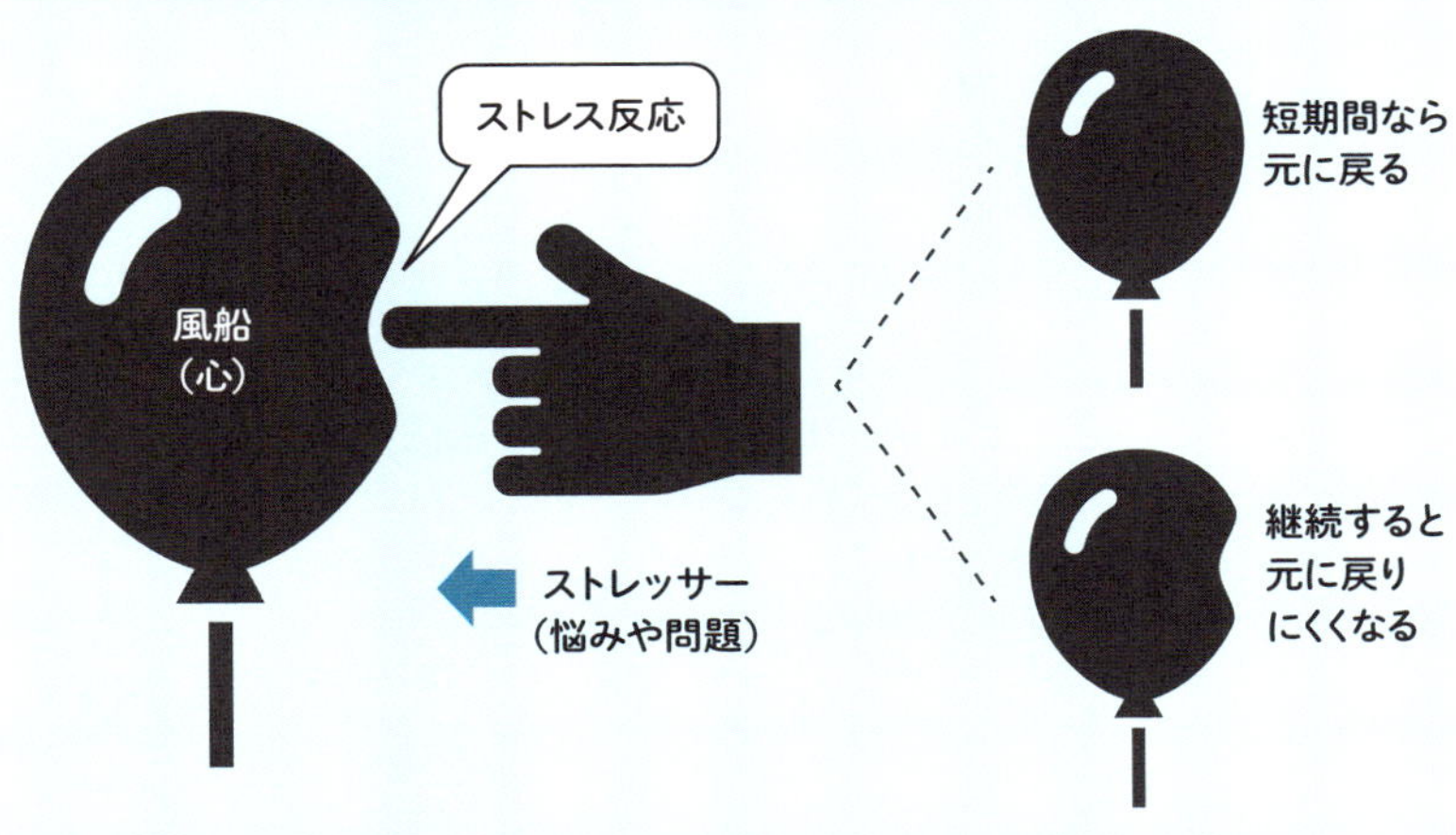

日常のさまざまな悩みや問題がストレスになる

- **社会的な問題**（貧困、虐待）
- **人間関係の悩み**（友人や恋人との関係、孤独感）
- **健康の悩み**（生活習慣病、更年期障害、依存症）
- **家族の問題**（家族や夫婦の不仲、子育て、看護、介護）
- **夫婦の問題**（妊活、妊娠、不仲、浮気）
- **学校の問題**（いじめ、学習の遅れ、成績、受験）
- **会社の問題**（パワハラ、セクハラ、男女格差、通勤、過労）
- **お金の悩み**（低収入、子どもへの援助、生活保護、相続）

ストレスを溜め込んでしまうと
うつ病などの精神疾患や依存症の原因となる

06 ストレスが溜まるとどんな反応が起きる？

精神的な安定を保つ4つの反応

「ストレスが溜まったときの人間の反応」をまとめたものが、「防衛機制」というモデルです。「防衛機制」とは、不安やストレスなどの心理的な負担を軽減して、精神的な安定を保つために、無意識的に働く心理メカニズムを説明したものです。

「防衛機制」には、「①分裂、否認、転換、妄想」のような未熟な反応から、「④感謝、ユーモア、昇華」といった成熟した反応までさまざまなものがあり、それぞれ左ページのような行動をとります。

たとえば、人は受け入れがたいことが起きたときに、それを認めようとしないことがあります。これは、①の「否認」と呼ばれる反応です。大きな病気を宣告されても、自分は健康であると思い込んだり、恋人にフラれたのに、相手はまだ自分に気があると思い込むといったものが、これに相当します。

また、自分が手に入らないものを、「あんなものは必要ない」と言って否定するのも、よくある反応のひとつです。これは③の「合理化」と呼ばれる反応で、収入が少なくても「お金なんかいらない」と思い込むことで、お金がないことへのストレスを軽減するといったものがあります。

なお、**ストレス軽減の反応としては、④の「感謝、ユーモア、昇華」がもっともよいとされています。ストレスに感じることがあったら、これらを心掛けてみるとよいでしょう。**

「防衛機構」の心理メカニズム

①分裂、否認、転換、妄想

分裂：突然怒るなど多重人格的になる
否認：ストレスが溜まっているということを自分で認めない
転換：肩こり、手が動かないといった体の病気として出てくる
妄想：被害的な妄想をしてしまう

②行動化、理想化、退行

行動化：怒ったり、殴ったり、買い物しすぎたりしてしまう
理想化：何か素晴らしいものに傾倒する
退行：赤ちゃんや子どものように振る舞う

③合理化、知性化、外在化

合理化：願望を不要なものにすり替える
知性化：何かわかったフリをする
外在化：「考えても仕方ない」と考える

④感謝、ユーモア、昇華

感謝：ストレスの原因のよい面に感謝する
ユーモア：笑いに変える
昇華：社会に役立つことをやるんだという熱意に変える

ストレスに対する人間の反応は
未熟なものから成熟したものまでいろいろある

07 気分が落ち込む「うつ病」や「適応障害」

うつ病には症状が近い仲間が多い

「うつ病」は、気分の落ち込み、不安、焦り、食欲低下、眠れない、意欲・集中力の低下といったさまざまな症状が現れる病気です。これらの一連の症状を「うつ状態(抑うつ状態)」と呼び、いったん回復しても、再び「うつ状態」をくり返してしまうのが特徴となっています。

うつ病は精神疾患のなかでも、薬が「かなり」効く病気のひとつです。薬が効く精神疾患の代表例には、ほかに**「統合失調症」**と**「双極性障害」**などがあります。統合失調症は、脳内の神経伝達物質であるドーパミンの異常によって、幻覚や妄想が起きてしまう病気です。ドーパミンを抑えることで症状が改善します。双極性障害は、気分の浮き沈みが激しい病気で、極端に調子がよい「そう状態」が1カ月続いたと思ったら、憂うつで無気力なうつ状態が半年続くといった波をくり返すのが特徴です。気分安定薬などの薬物治療で症状が改善します。

うつ病ではないもののうつ状態になってしまう病気もあり、特定の季節のみうつ状態になる**「季節性うつ病」**、出産後にうつ状態になる**「産後うつ」**など、いろいろな仲間がいます(左ページ参照)。また、「適応障害」という障害もあります。うつ病と異なる点は、**適応障害はストレスが原因で起きる病気のため、ストレスから解放されることで、比較的はやく元の健康な状態に戻りやすいという点です。**

「うつ状態」になる病気

統合失調症

ドーパミンの異常により、考えや気持ちがまとまらず、幻覚や妄想などが起きる。

双極性障害

すごく元気な「そう状態」と、ひどく気分が落ち込む「うつ状態」をくり返す。

うつ病

原因不明の「うつ状態」に陥る病気。回復してもくり返すことが少なくない。

適応障害

基本的にはうつ病と同じで、「うつ状態」になる。ストレスが原因と考えられ、ストレスから離れると回復する。

うつ病の仲間

- 統合失調症の陰性症状のうつ状態
- 双極性障害のうつ状態
- 発達障害の二次障害としてのうつ状態
- 不安障害からくるうつ状態
- 季節性のうつ状態
- 産後のうつ状態

うつ状態（抑うつ状態）とは？

- 気分の落ち込み
- 不安
- 焦り
- 集中困難
- 意欲低下
- 思考制止
- 食欲低下、食欲過剰
- 入眠困難、中途覚醒、早朝覚醒
- 希死念慮、自殺念慮

うつ病以外の病気や障害でも「うつ状態」になってしまうことがある！

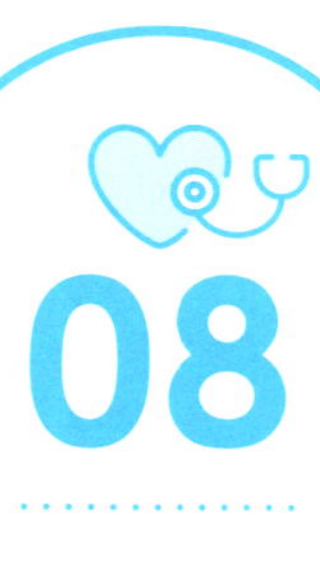

08 漠然とした不安につきまとわれる「不安障害」

不安により日常生活に支障をきたす

「不安障害」とは、不安や恐怖を過剰に感じてしまう病気で、自分でコントロールをしようとしても難しいのが、ただの性格とは違います。

実際に不安障害の人の脳では、扁桃体の異常が報告されており、薬物治療が有効です。

「不安障害」にはいくつかの種類があります。たとえば、日常のさまざまなことに対して、漠然とした不安を感じる症状は**「全般性不安障害(GAD)」**と呼びます。

日常のなかでも、とくに人前で注目を集めるような場面で強い不安や恐怖を感じるタイプは**「社交不安障害」**と呼びます。「対人恐怖症」と似ていますが、「対人恐怖症」が人間全般に対する恐怖や不安が中心なのに対し、「社交不安障害(SAD)」は人前で話す、電話をする、一緒に食事をするといった、特定の人に注目されるような状況での恥ずかしさや評価を恐れることなどの特徴があります。

ほかにも、突然、激しい不安に襲われて動悸や過呼吸を起こす**「パニック障害」**、強迫観念にとらわれ、何度も同じ行為をくり返してしまう**「強迫性障害」**などがあります。

治療にあたっては「不安障害」のなかでもその人がどのタイプなのかを判断しつつ、抗うつ薬を中心とした薬物療法や認知行動療法などのカウンセリングを合わせて行います。

「不安障害」の種類と症状

全般性不安障害

日常生活全般のさまざまなことに対して、漠然とした心配や不安が6カ月以上続く状態。症状が進行すると、身体症状や精神症状が現れるようになる。

- さまざまなものに対して不安を感じる
- 疲れやすい、イライラなどの精神症状
- 眠れない、頭痛などの身体症状

社交不安障害

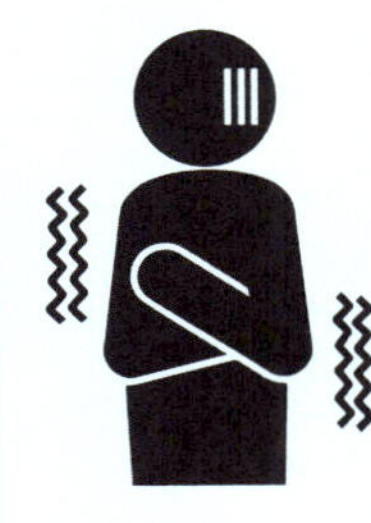

人に注目されることや人前で恥ずかしい思いをすることが怖くなって、人と話すことや人が多くいる場所にいることに強い恐怖を感じ、不安が高まってしまう。

- 人前に出ることへの強い不安や恐怖
- 赤面、発汗、動悸などの身体症状
- 失敗や恥をかくことに対する恐怖

パニック障害

突然、理由もなく激しい不安に襲われ、動悸、心拍数の上昇、息切れといった身体症状、死ぬのではないかという恐怖感が数分間続いたのち、すっと収まる。

- 突然、激しい不安に襲われる
- 「また起きるのでは」と不安になる
- 発作が起きた場所を避ける

強迫性障害

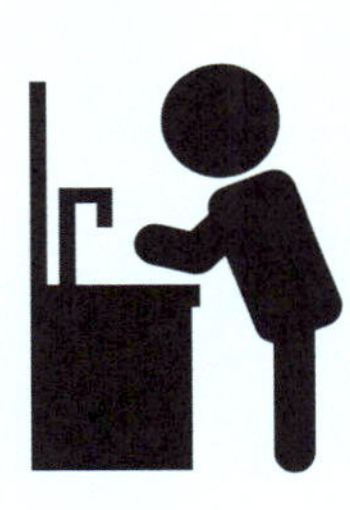

頭に浮かんで払いのけられない考え（強迫観念）にとらわれ、特定の行為をせずにはいられない（強迫行為）ため、何度も何度も同じ行為をくり返してしまう。

- 汚い感じがして何度も手を洗う
- 鍵や元栓、スイッチを何度も確認する
- ものが捨てられない

過剰な心配や不安によって
日常生活に影響が出てしまう症状

09

欲求をコントロールできなくなる「依存症」

犯罪に依存するケースも

「依存症」は、特定の行動や物質摂取をやめられなくなる病気です。脳の報酬系である「側坐核」に関係する病気と考えられており、特定の行為によって一時的に安心したり、不安を忘れられるため、何かストレスがある度に、同じことをくり返ししてしまいます。もちろん、ストレス解消法があるのはよいのですが、依存しすぎたり、その行為自体が犯罪の場合は、患者や家族の日常が壊れてしまいます。

この「依存症」には、大きく3つのタイプがあります。ひとつは**「物質依存」**で、アルコールや違法薬物などへの依存がこれにあたります。ふたつ目は**「行為（プロセス）依存」**で、これにはギャンブル、買い物、性行為などがあります。また、犯罪とわかっていながら、痴漢や万引きなどをくり返してしまうのも「行為依存」のひとつとされます。3つ目は**「関係依存」**で、これは特定の相手との関係に依存しすぎた状態をさします。その結果、過干渉や過保護、DVやストーカーといった行為に及ぶようになります。

また、拒食や過食と嘔吐をくり返す**「摂食障害」**や、衝動的に体を傷つけるリストカット、市販薬を過剰摂取するオーバードーズなどの**「自傷行為」**も報酬系が関与していることがわかっており、依存症のひとつだと考えられるようになりつつあります。薬物治療のみでは治療は困難で、カウンセリングが重要な治療になります。

何かの衝動が習慣化し、やめられない状態

依存症

ギャンブルや飲酒など、ストレスから逃れようとやってしまう衝動行為をくり返すことで習慣化してしまい、やめられなくなることで依存症になる。

依存症の特徴
- **誰にでも起こる**
- **どんどん悪化していく**
- **慢性的に続く**

○○をする

安心する
不安が軽くなる

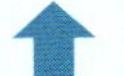

負のスパイラル

快感が消える

不安がつのる
ストレスが溜まる

物質依存	行為（プロセス）依存	関係依存
アルコール、タバコ、違法薬物（覚醒剤、大麻）市販薬、処方薬など	ギャンブル、買い物、ゲーム、ネット、性行為、痴漢、盗撮、万引きなど	異性（同性も）、DV、共依存、ストーカー、過干渉や過保護など

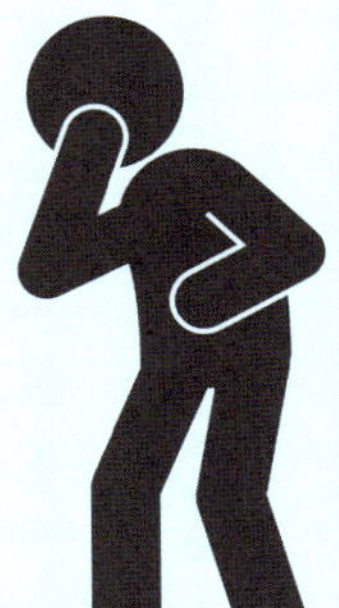

摂食障害

「痩せるしかない」という思いにとらわれてしまう

- **拒食タイプ**
  食事をとれない
- **過食・嘔吐タイプ**
  たくさん食べて嘔吐する

自傷行為

脳内麻薬を求める依存症の一種

- **リストカット**
  手首を傷つける
- **オーバードーズ**
  市販薬の過剰摂取

依存症はちょっとしたきっかけで誰にでも起こる可能性がある！

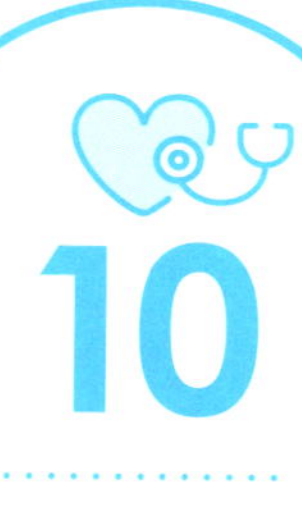

10 強いストレスが引き金となる「解離性障害」と「ＰＴＳＤ」

ストレスから逃れる自己暗示的作用

強いストレスが引き金となる障害のひとつに「解離性障害」があります。

これは、ストレスによって、記憶が一部なくなったり、体を動かせなくなったり、痛みを感じたり、人格が変わるなどの障害です。

脳の変性が起きる結果ではなく、無意識的な自己暗示による作用と考えるほうがわかりやすく、苦しい状況から逃れるために無意識がつくり出した幻想に自分が支配されてしまうようなメカニズムです。

その結果、ある出来事についての記憶を忘れたり、自分が誰だかわからなくなる**「解離性健忘」**や、手足が動かなくなったり、声を出せなくなる**「転換性障害」**といったさまざまな症状が出るようになります。治療としてはカウンセリングや、苦しい状況そのものを解決していく必要があります。

また、**「心的外傷後ストレス障害（ＰＴＳＤ）」**という病気もあります。人間の脳は、よいことよりも悪いことを記憶に残すようにできているため、とくに生死にかかわるような強烈な恐怖を伴う記憶というものは、なかなか忘れることができません。

そのため、ふとしたきっかけで、嫌な出来事を生々しく思い出す、フラッシュバックといった症状に悩まされることになります。忘れたくても忘れられない病気であり、カウンセリングなどが治療上重要です。

心を守る働きが過剰に反応して起きる症状

解離性障害

ストレスや悩みによって追いつめられ、無意識的な自己暗示によって、自分と意識や記憶などが分離する障害。

解離性健忘

- 記憶に空白期間がある
- 自分が誰かわからない
- 誰と話したかわからない

解離性遁走

- 突然、家や職場などから姿を消してしまう
- 記憶がなくなる

転換性障害
身体症状

- 手足が動かなくなる
- 声が出なくなる

離人症

- 自分が体から離脱しているように感じる
- どこか現実感がない

解離性同一性障害

- 複数の人格がかわるがわる現れる
- いわゆる多重人格

心の傷が引き起こす不快な反応

心的外傷後ストレス障害（PTSD）

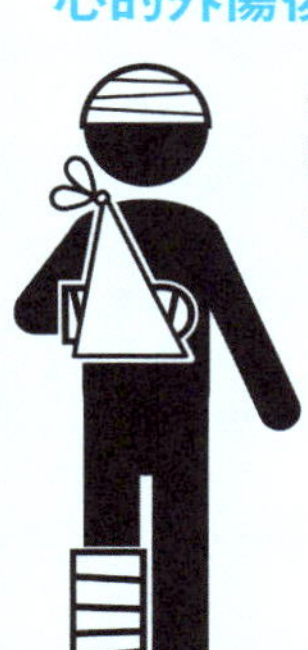

生命が脅かされる強烈なストレスのかかる出来事

- 自然災害
- 事故
- 犯罪被害
- 性的暴行
- 虐待　など

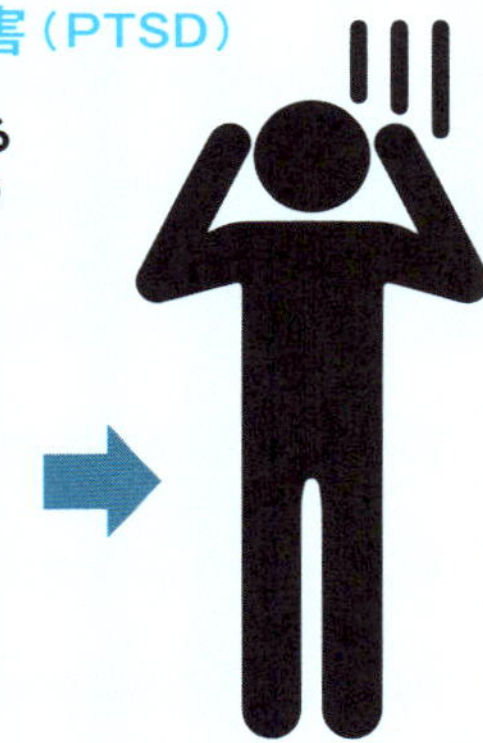

そのときの記憶が心に悪影響を与えさまざまな症状が出る

- 侵入体験（フラッシュバック）
- 回避症状
- うつ状態
- 解離性健忘
- 過覚醒　など

生死に関わるような災害や事件、事故、大ケガなどを経験したり目撃したりする（トラウマ）と、そのことが記憶に残り、精神にさまざまな悪影響を与える。

嫌な出来事を生々しく思い出したり（フラッシュバック）、トラウマに関係する場所の回避、自己肯定感の低下や気分の落ち込み、不安感、記憶の喪失、常に緊張感に支配されて落ち着かないといった症状が現れる。

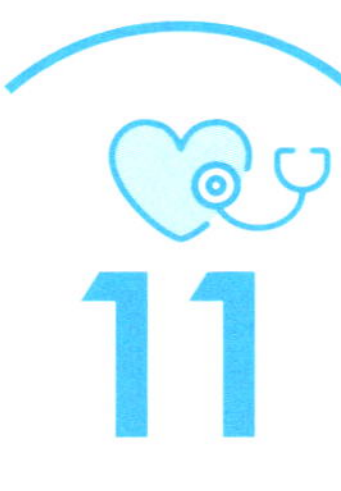

11 「神経発達症」の人は心の問題を抱えやすい？

周囲の理解の無さが追い詰める

神経発達症とは、生まれつきある知的能力の障害で、かつては「知的障害」「発達障害」と呼ばれていました。知的能力の障害には、日常生活での行動全般に困りごとが生じる**「知的能力障害群（ID）」**、コミュニケーションなどが苦手な**「自閉スペクトラム症（ASD）」**、集中力が続かない**「注意欠如・多動症（ADHD）」**、読み書きや計算など特定の科目が苦手な**「限局性学習症（SLD）」**などの種類があります。

神経発達症の人は、外見や表情だけではそうであるとわからないため、「自分勝手」「わがまま」などととらえられがちです。ただ、最近は神経発達症への啓発も広まっており、学校教育中心に少しずつ理解が深まってきています。

その一方で問題となっているのが、神経発達症の特性をもっているけれど、障害と診断されるほどではない人たちです。こうした人は**「境界知能」「発達障害グレーゾーン」**と呼ばれ、ギリギリ社会生活をおくれはするものの、人間関係の構築が苦手だったり、集中力がなく仕事でのミスが多かったりします。しかし、**障害ではないため周囲の理解を得られず、自己肯定感が下がったり、精神的に追いつめられやすくなります。**こうした人たちは今の社会において生きづらさを感じているはずで、その分だけ心の問題を抱えるリスクも高いと考えることができます。

複数の症状が併発することが多い「神経発達症」

神経発達症

「神経発達症」は、7種類に分類されているが、複数の症状が併発することが多く、複雑に絡み合っている。

知的能力障害（ID）
- 知的発達に遅れがある
- 知能指数（IQ）70以下
- 日常生活への適応が困難
- おおむね18歳までに発生 など

注意欠如・多動症（ADHD）
- 集中力が持続しない
- 順序立てて行動できない
- 考える前に行動してしまう
- じっとしていられない　など

自閉スペクトラム症（ASD）
- 人とのコミュニケーションが苦手
- 非言語の意思疎通が苦手
- 同じ行動をくり返す
- こだわりが強い　など

限局性学習症（SLD）
- 特定の分野だけが苦手
- 文字の読み書きが苦手
- 数字や計算が苦手
- 推論が苦手　など

運動症群（MD）

コミュニケーション症群（CD）

その他の神経発達症群

□が重なっている部分は併発を表す

グレーゾーンの人たちが生きづらい理由

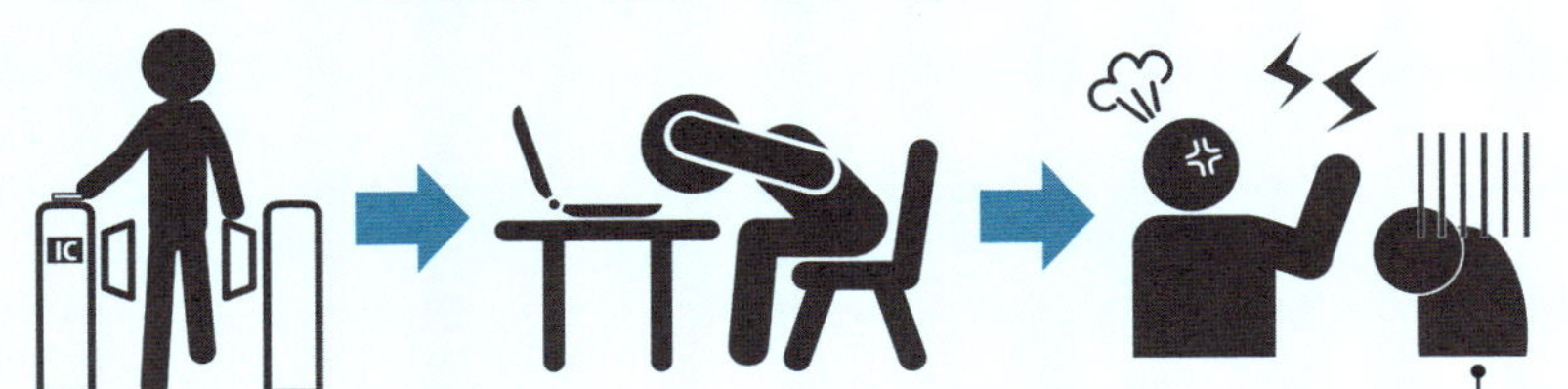

グレーゾーンの人はギリギリ社会生活を送れるが……

コミュニケーションが苦手
仕事のミスが多い
集中力がないなどの特性

無理解で怒られる
出世できない
転職をくり返す

生きづらさを感じてしまう

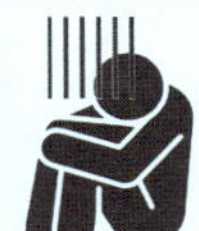

- 自己肯定感が下がる
- 働けなくて苦しい
- 精神的に追い込まれる

12

メンタルに限界がきているときのサイン

メンタルの危険信号を把握する

日々のさまざまなストレスにさらされると、私たちの脳は疲労が蓄積し、やがて限界を迎えます。日本人は真面目なので、精神的にキツくても、つい無理をしがちですが、そうすると「うつ病」などを発症してしまうことにもなりかねません。それを防ぐためにも、ここではメンタルに限界がきているときのサインを紹介しましょう。

ひとつ目は「現実感がない」ということです。生活していても、何か地に足がついていないような、夢のなかにいるような感じがします。現実感がないからこそ、「死んでしまってもよいのではないか」「生きていてもつまらないな」と思ってしまいます。

ふたつ目は「意欲が減る」ことです。今まで楽しいと思っていたことが楽しくなくなる、ほしいなと思っていたものがほしくなくなる、食べたいものがなく食欲もわかない。このような状態になったときは、限界がきているサインです。

3つ目は「自己肯定感の低下」です。自分には価値がない、自分には何もできないと思ってしまいます。ほかにも、「常に落ち着かなくて不安や焦りがある」「眠れない」「思考力・集中力が低下している」といった場合も要注意です。

左ページにメンタルに限界がきているときの具体的なサインをまとめたので、こうした症状が出たら無理をせず、しっかりと休むようにしましょう。

メンタルの悲鳴はこんな形で現れる！

そろそろ限界のサイン

- 現実味がない
- 食欲がない
- 眠れない
- 楽しいことが楽しくなくなる
- 欲しかったものが欲しくなくなる
- 不安や焦り
- 自己肯定感の低下
- 思考力・集中力の低下

生活に現実感がなく「死にたい」と考える、さまざまな意欲や欲求が低下する、常に不安で落ち着かず焦る、自分には価値がないと考える、思考力・集中力が低下しているといった症状が現れたときは、「うつ状態」になっている可能性が高い。

限界がきているときの具体的な思考と症状

- 「周りの人たちから嫌われている」と感じる
- 「未来がない」と考える
- 「人に相談しても無駄だ」と思う
- 人と会話をしなくなる
- 自律神経症状 —— 頭痛、めまい、ひどい肩こり、おなかが張る、喉が詰まっている
- 自然に涙が出てくる

上記のサインが現れた場合は休むことや精神科の受診を検討しよう

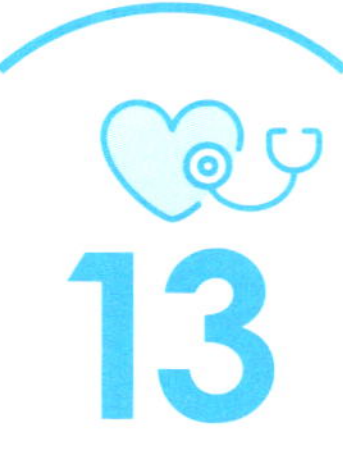

13 休職すべきかどうか？ドクターの判断基準

「勧める」という言い方の理由

うつ状態になったら、しっかり休むことが大事です。では、精神科医はどのような基準で患者に休職を勧めるのでしょうか？　**まずは「本人の気持ち」です。**本人が休みたいと思っているのかは大事です。ここで「休みたい」と言った場合は、休むよう勧めます。**病気で休むのは本人の権利なので、甘えだからダメだとか思う必要はありません。**

ふたつ目は「周囲の意見」です。実は本人よりも、周囲の人のほうがその人のことをよく見ていたりします。うつ状態の人は無理してでも働こうとしがちなため、周囲の意見をきちんと聞いて判断するほうが、結果的に正しかったということも多いのです。

また、「仕事はできているか？」もポイントで、まともに仕事ができない状態であれば、当然ですが休むよう勧めます。ほかにも食事や睡眠がとれずに「体重が大きく変化」した、職場へ行くたびに「動悸がする」、自然と涙が出る」「死にたいという気持ちがある」といった場合も休職を勧めます。

なお、ここまで「休職を勧める」という書き方をしてきましたが、精神科医は基本的に「休職しなさい」とは言いません。精神科の患者さんは命令され、人権無視されてきた歴史的背景があるため、精神科医はこのような言い回しをするのです。**まだ症状が軽いから「勧める」という言い方をしているわけではないことは覚えておきましょう。**

休職したほうがよいサイン

低
重症度
高

- 「仕事を休みたい」と思っている
- 周囲の人が「休んだほうがよい」と感じている
- しっかり仕事ができていない
- 食事、睡眠が取れていない
- 体重が大きく変化した
- 職場へ行くと動悸がする、自然と涙が出る
- 「死にたい」という気持ちがある

項目の下に行くほど重症度が増していくが、どれかひとつでも引っかかるのであれば、休職したほうがよい。

過労死と認定される基準

- 2～6ヶ月間平均で月80時間超の時間外労働
- 発症前1ヶ月間に100時間超の時間外労働

労災の過労死が認定される基準を超えていて、うつ症状がひどいときも休職したほうがよい。放っておけば、本当に死んでしまう可能性がある。

基本的にドクター・ストップはしない

本人とドクターで協議をして「本人主導で治療方針を決める」のが基本のため、本人が「働きたい」と言っているのに強制的に休ませることはない。ドクターの「休職を勧める」という言い方は、症状が軽いからではないことを覚えておこう。

精神科医が「休みなさい」と明言しないのは決して「症状が軽い」と判断したからではない

COLUMN①

精神科に行くのはハードルが高い？

近年、精神疾患に対しての理解が進んできたことで、精神科を受診するハードルは下がったと言ってよいでしょう。それでも、まだまだ精神科に抵抗感をもつ人は少なくありません。

その理由は、そもそも医者が嫌い、医者を信用できない、病院は待たされるから嫌、精神科に通っていることを周りに知られたくない、精神科に通うことはプライドが許さない、医療費が心配、精神疾患だと診断されるのが怖い、薬を飲まされるのが怖いなど、さまざまです。また、アルコールやギャンブルの依存症など、本人が問題を自覚していて、それを指摘されたり、改善のために努力させられたりするのが嫌だというケースもあるでしょう。

そのため、メンタルの異変を感じて精神科の受診を考えても、なかなか決断できないというケースは少なくありません。そんなときは、あまり重く考えずに、「困りごとを専門家に相談に行こう」といった感じで、気軽に考えるようにしてみてください。診察料は、保険で3割負担の方の場合、初診で２５００円、再診で１５００円ほど。診察時間は初診のときで30分前後です。病気や治療の知識を持った専門家にわずか数千円で相談できると考えれば、とてもリーズナブルだと思いませんか？

第1章で解説してきたような、メンタルを病んでいる状態を少しでも感じたら、気軽に精神科で診てもらうことをお勧めします。体の病気と一緒で、重くなる前に診てもらう方が、回復もはやまります。

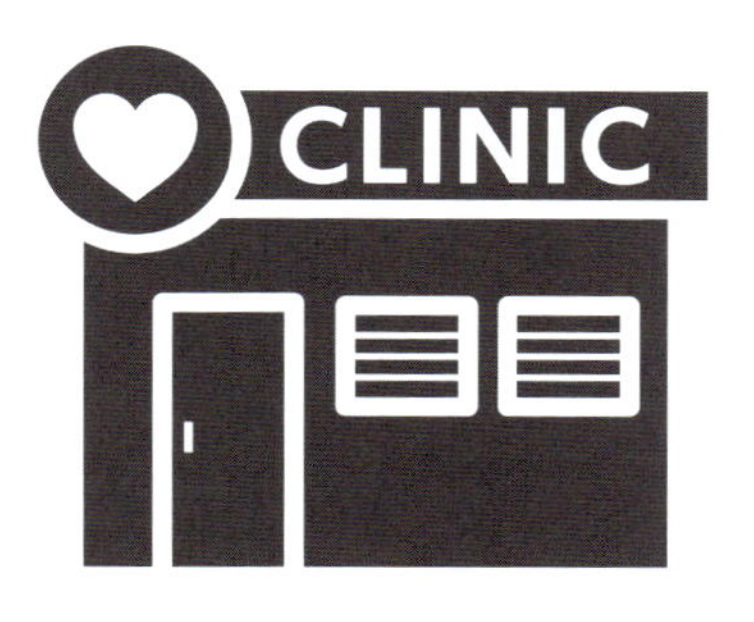

第2章

性別や年齢によって変わるメンタル事情

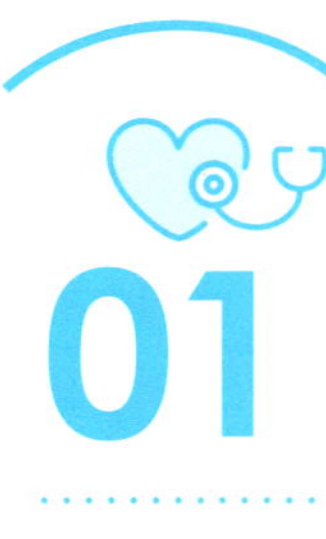

01 男性と女性ではストレスの原因は違う

先ほどの臨床的実感とも矛盾しません。

男性と女性でとくに大きな違いがあるのは、「家族との人間関係」「家族の病気や介護」「妊娠・出産」「育児」「家事」「子どもの教育」「家族の仕事」です。いずれも女性が突出して多く、家族の問題、家庭の問題が女性にとって悩みやストレスの原因になっていることがわかります。

「家族との人間関係」を悩みやストレスの原因としてあげた女性は、男性の約2倍にのぼっており、家事や育児などに対する男性側の無理解、関心の低さが、女性の悩みやストレスにつながっているとも考えられます。女性のメンタルヘルスを考えるうえで、これは外せないポイントのひとつと言えるでしょう。

家庭のストレスは女性が男性の倍

このページでは『令和4年　国民生活基礎調査』から、悩みやストレスの原因における男女の違いについて見ていきます。

悩みやストレスの原因として、全体で一番多かった「自分の仕事」は、男性でも女性でも最多でした。**男女差はほとんどなく、ここでも仕事が悩みやストレスの大きな原因になっています。**

臨床的実感として、女性のほうが不安を感じることが多く、精神科の受診も女性のほうが多いのです。調査でもさまざまな項目で女性のほうが男性よりもストレスを感じる人が多いようですが、この結果は

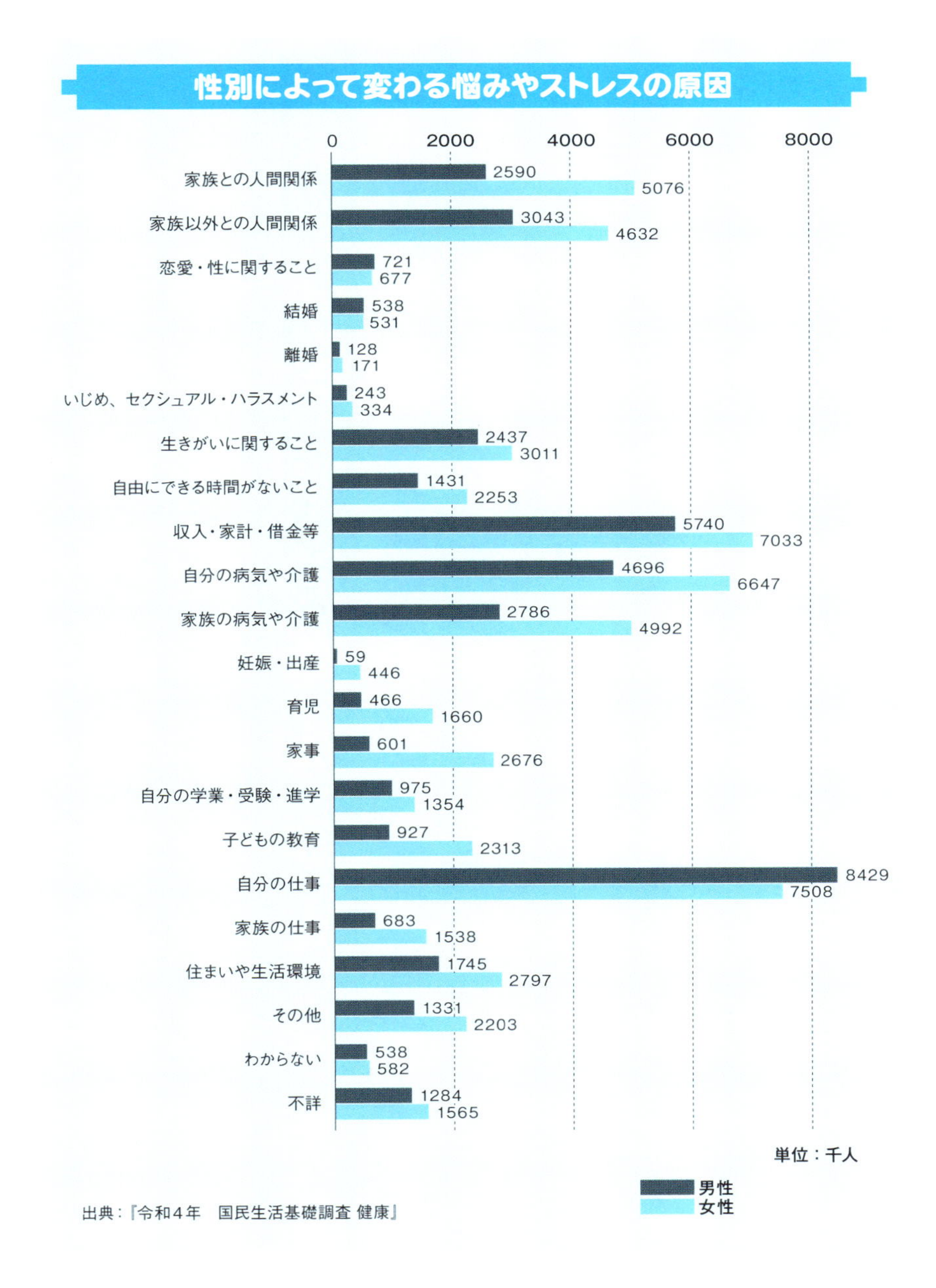
性別によって変わる悩みやストレスの原因
0
2000
4000
6000
8000
家族との人間関係 2590 5076
家族以外との人間関係 3043 4632
恋愛・性に関すること 721 677
結婚 538 531
離婚 128 171
いじめ、セクシュアル・ハラスメント 243 334
生きがいに関すること 2437 3011
自由にできる時間がないこと 1431 2253
収入・家計・借金等 5740 7033
自分の病気や介護 4696 6647
家族の病気や介護 2786 4992
妊娠・出産 59 446
育児 466 1660
家事 601 2676
自分の学業・受験・進学 975 1354
子どもの教育 927 2313
自分の仕事 8429 7508
家族の仕事 683 1538
住まいや生活環境 1745 2797
その他 1331 2203
わからない 538 582
不詳 1284 1565
単位：千人
男性
女性
出典：『令和４年　国民生活基礎調査 健康』

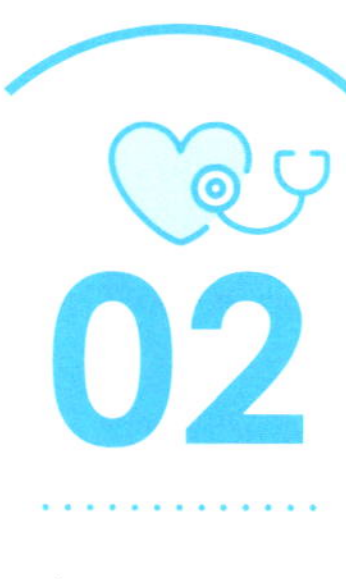

02 現代女性は何に苦しんでいるのか

女性をとりまく環境はストレスフル？

精神科の受診は女性が圧倒的に多く、実際に私のクリニックも約7割が女性の患者さんです。彼女らは**社会からの「こうあるべきだ」という無言の圧力に支配され、自分で自分を苦しめていることが多いようです。**

たとえば、社会からの**「綺麗で美しくあるべきだ」という圧力**があります。女性は毎日お化粧をして、身なりを整えますが、男性に比べると準備しなくてはならないことが多いのです。女性は異性だけでなく、同性からも外見が評価されやすい環境にいて、それが圧力になっています。

また、社会に出ると、今度はパワハラやセクハラといった問題がありながらも、**「自立した女性として男性に負けないように働くべきだ」といった圧力**にさらされます。生物学的に男性とは体力などが違うにもかかわらず、男性と同じように働くべき、という圧力があります。

また、よい母親、妻でなくてはいけないという圧力もあります。昔ながらの女性像から離れすぎることにも、負い目を感じやすくあります。加えて、男性と比べ、**独身でいること、子どもがいないことに対する社会からの無言の圧力を感じやすいのです。**

綺麗な女性、自律した女性、母としての女性、この三役をすべてこなさねばならない、という圧力に苦しんでいる女性は多いのです。

3つの異なる価値観のなかで苦しむ女性

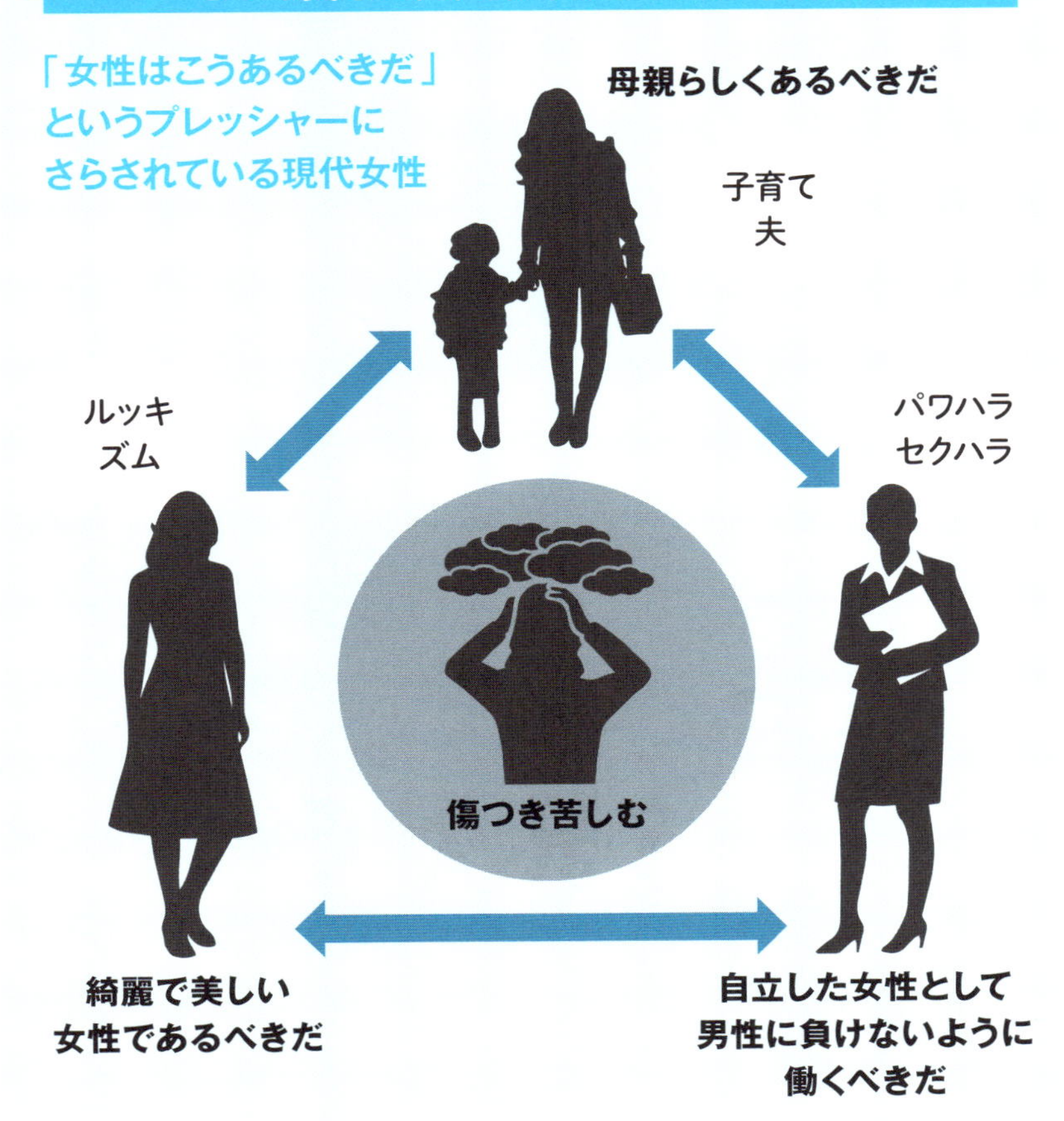

健康問題

体力、生理、乳がん、
子宮がん、子宮筋腫　など

**女性同士の
つき合いの問題**

マウンティング、妬み、見栄、
友情、ママ友　など

03

Z世代はメンタルが弱い？

大人になる年齢の遅れが影響？

「Z世代」に厳密な定義はありませんが、おおよそ1990年代後半から2010年代序盤に生まれた世代をさしています。2025年現在の年齢でいうと、15～30歳にあたり、インターネット環境やデジタル機器に慣れ親しんでいることが特徴です。

そのZ世代ですが、「メンタルが弱い」といった評価をされることが少なくありません。「ちょっと注意したら、ひどく落ち込む」「失敗を恐れて挑戦しない」といった話を聞いたことがある人も多いのではないでしょうか？

その理由のひとつに、今は昔に比べて、大人になる年齢が遅れていることがあるのかなと思います。社会自体が複雑化し、一人前になるために求められる能力が上がっていること、寿命が伸び、年長者の人口割合が増えたことなどから、大人の自覚が芽生えにくい要因かもしれません。これを心理学では**「モラトリアム（大人になるまでの猶予期間）が伸びている」**と表現されます。

さらに近年は、コロナ禍で対人接触の機会が少なくなったこと、親や教師の介入が早く、喧嘩や失敗が未然に防がれてしまうことなどから、挑戦したり、叱責されたりする**る経験に乏しいまま社会に出る人も増えており、**ある意味、歴史上もっとも過保護に育てられてしまっているため、失敗を恐れやすく、落ち込みやすい若者が増えているのです。

子ども化しているZ世代

Z世代（大体1990年代後半～2010年代序盤生まれ）の特徴

- 社会貢献への意欲やモラル意識が高い
- デジタルネイティブ（スマホ、SNSなど）
- お金を稼ぐことや会社での肩書きよりもSNSでの“いいね”を求める
- 誹謗中傷のリスクに常時さらされている
- 大人になる年齢が遅れている

約20年前の大学卒業時の精神年齢が
現在の28歳くらいのイメージ

- 高齢社会により、初婚の年齢、独身率、平均寿命が上がったため、大人になる年齢も遅れている
- 社会自体が複雑化し、一人前になるために求められる能力が上がっているため、一人前になる年齢が遅れる

さらに、コロナ禍で対人接触の機会が少なくなり
社会的な生活ができなかった影響も出ている

- 大卒でも精神的に成長しきっていない
- 現実社会での対人関係への恐れ
- 失敗の経験が少ない
- 叱責や注意を受ける経験が乏しい

実社会での仕事や人間関係で
精神的ダメージを受けやすい

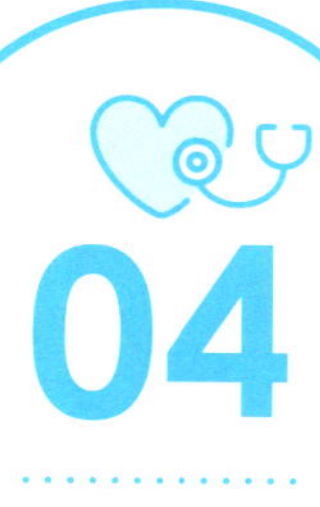

04

退職代行を使うこと、メンタル的にはあり？　なし？

「退職するときくらい、ちゃんと自分の口で伝えろ」という意見もあると思いますが、そもそもそれができないから、わざわざお金を払ってこうしたサービスを利用するわけです。本当は辞めたいのに、なかなか言い出すことができず、無理に働き続けた結果、心身を壊してしまうというケースもありますから、だったら退職代行を利用してさっさと辞めてしまうほうが、本人の心身の健康にもよいでしょう。

とはいえ、ある程度お世話になっていて、**きちんと話が通じる会社であれば、自分でしっかり話して退職するほうがよいのも確か。**基本的には、心身の疲労困憊のために話ができない、あるいは会社側に話が通じない場合にのみ、メンタルを守るために退職代行を使うのがよいのではないでしょうか。

状況によっては使うのもあり

最近は、本人に代わって退職する旨を会社に伝える「退職代行」というサービスが人気を集めていると言われます。

実際、退職を伝えるというのは、精神的にもしんどい作業ですから、代行してもらえるのであればお願いしたいという気持ちはわかります。

退職代行を利用することについては、人それぞれ意見があるでしょうが、本人の心身が疲労困憊で退職を申し出ることが難しい場合や、**退職を申し出てもきちんと対応してもらえない場合などは、利用するのもありだと思います。**

退職代行が必要なケースとは

退職理由や性格、会社によっては使ったほうがよい

退職を申し出ることがメンタル的に難しい場合

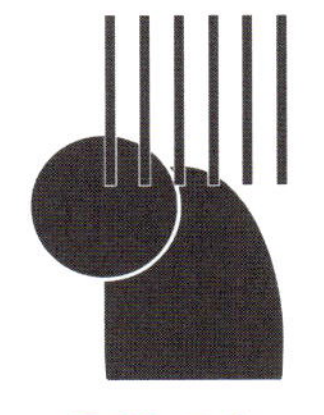

退職を申し出てもきちんと対応してもらえない場合

退職理由
- 頑張ってきたけどもう心が限界

本人の性格
- 気が弱い人
- 不安になりやすい人
- 極端に言えない人

会社の問題
- 退職させてくれない
- 有給を使わせてくれない
- いわゆるブラック企業

退職代行の業者に依頼した方がスムーズにいく

ただし……基本的には自分できちんと話すのが礼儀

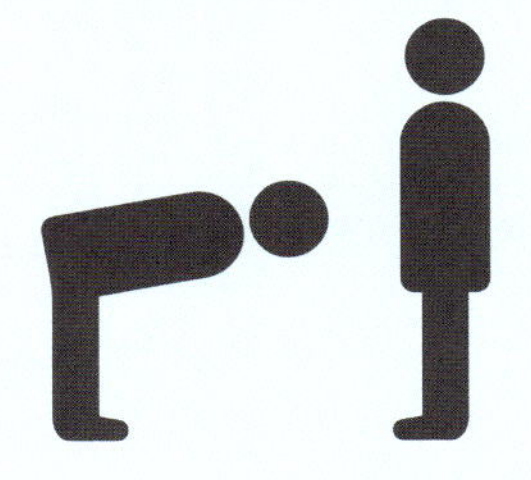

ある程度お世話になって
きちんと話が通じる会社だったら
自分でしっかり話して退職するほうがよい
「立つ鳥跡を濁さず」礼儀は大切

話ができない、話が通じない場合のみ
メンタルを守るために退職代行を使うのはあり

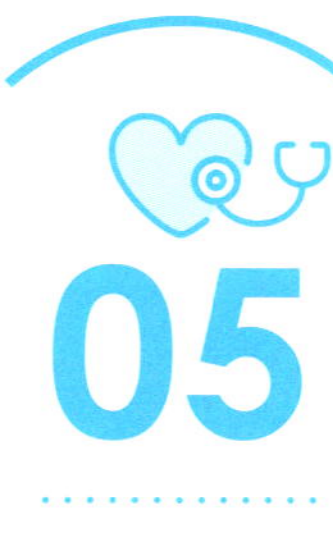

05 現実逃避の究極「リセット癖」とは？

嫌なことはすべてなかったことに

「リセット癖」とは、「それまでの人間関係や積み上げたキャリアなどを白紙にして、最初からすべてをやり直そうとする癖」のことです。おもに人間関係をばっさりと断ち切ってしまうことから、**「人間関係リセット症候群」とも呼ばれます。**

具体的には、「電話番号やメールアドレスを変えて突然連絡を絶つ」「会社を突然辞める」「SNSのアカウントを削除する」といったものがあります。何の前触れもなく急に思い立つケースが多く、突然連絡がとれなくなるのが特徴です。

リセット癖は、あいまいさを許容できる範囲が狭い「白黒思考」の人が陥りやすい傾向があり、基本的には人間関係や仕事がうまくいかないことによるストレスによって起こります。「白黒思考」とは、物事を「白か黒」「0か100」のように、極端にとらえる思考パターンのことで、それゆえにちょっとでもうまくいかないことがあると、「自分はもうダメだ」と極端に考えてしまいます。その結果、ここから挽回するのは無理だと思い込み、今の自分の置かれた環境をリセットすることで、すべてをなかったことにしようとするわけです。

リセットをくり返すとそれまでの人脈もすべて失い、困ったときに頼れる相手がいなくなるため、安易なリセットは絶対にやめるべきでしょう。現実はすべて否定すべきほど悪くないはずです。

リセットしてしまう人の特徴

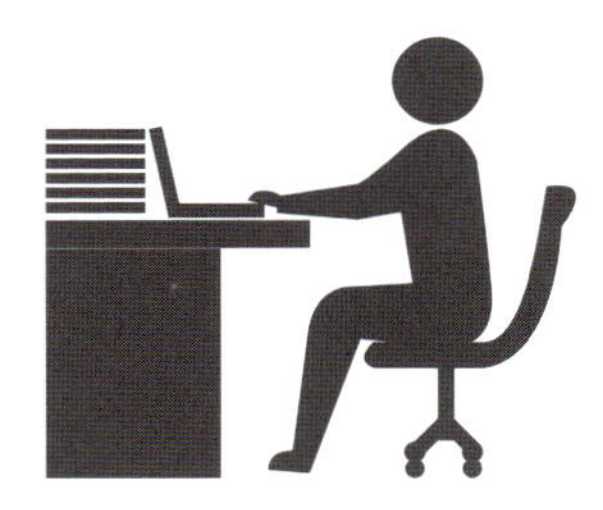

完璧主義で許容できる範囲が狭い「白黒思考」の人

- 完璧を求めるので仕事が終わらない
- 「いい加減な仕事」ができない
- ダメな自分を許容できる範囲が狭い
- ダメな自分を相手に見せられない

ちょっとでもうまくいかないことがあると「自分はダメだ」と考えてしまう

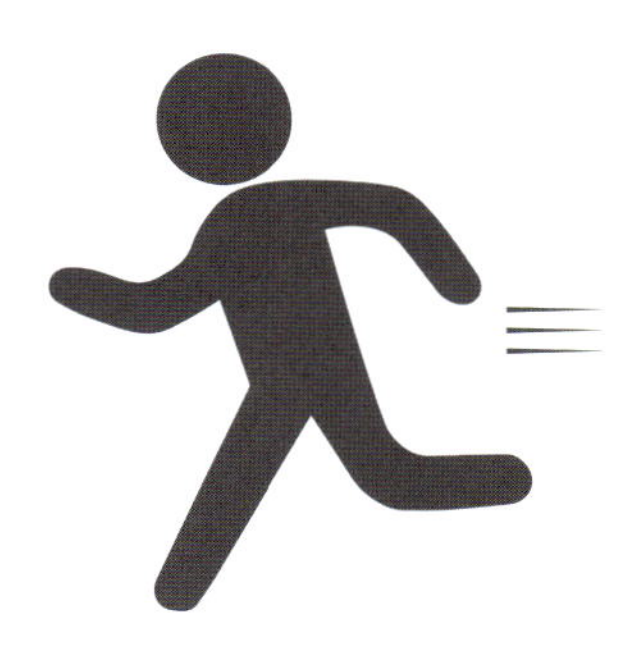

自分のダメさを許容できないため「自分はもうダメなんだ」と考えてすべての人間関係を切ってしまう

- 電話番号やメールアドレスを変えて突然連絡を絶つ
- 会社を突然辞める
- SNS を突然やめる

すべての関係を断ち、新しい環境をつくり直すことで自分の失敗や悪い結果をなかったことにする

人脈はお金では買えない貴重な財産なので絶対にリセットしてはダメ

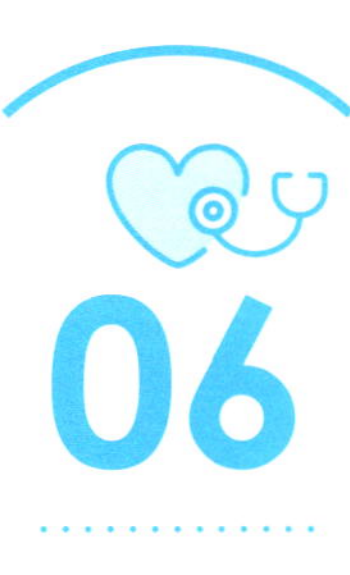

06 〝世間体〟を気にしすぎる日本人

批判されたりすると、「世間と比べて自分はダメだ」とか「こう見られているから自分はダメだ」といった自己嫌悪に陥ってしまいます。

また、世間体を気にするあまり、自分の悩みをほかの人に相談することができず、ひとりで悩みを抱え込んでしまいがちです。家族や組織も世間体を気にするがあまり、困り事を隠そうとします。ですから、**悩みや失敗がなかなか社会に共有されないのが日本の特徴です。**

欧米人は神と個人の関係を重視しますが、日本人は神の代わりに世間体を重視している、と言われています。神を恐れるのではなく、世間を恐れている、というのが日本人の特徴なのです。

失敗することを極端に恐れる

日本人は世間体、つまり周囲の人から「自分がどう見えるのか?」「どう評価されているか?」をとても気にする傾向があります。

たとえば、職場や学校、近所や親戚、最近であればSNSでの〝いいね〟数など、世間での評価をとても気にしており、評価を聞いて一喜一憂することが多くあります。

また、**日本人は人前で恥をかいたり、失敗したりすることを極端に恐れる傾向があります。**

「ときには恥をかくことも必要である」といった思考がなかなかできないため、何かミスをして人から

日本的なストレスの代表格

日本人は周囲の人から
「自分がどう見えるのか？」
「どう評価されているか？」
を気にしすぎている

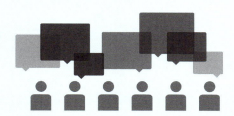

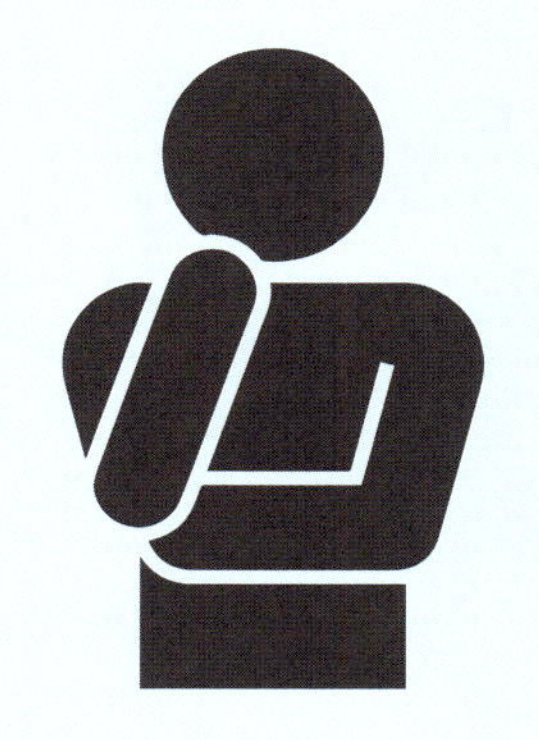

会社の中での評価、狭い業界内での評価を
とても気にしている（世間体の重視）
評価を聞いて一喜一憂することが多い

人に悪く思われたくない、人からバカにされ
たくないという思いが強い（恥を嫌う）

その結果「自己嫌悪」に陥る人が多い

「世間と比べて自分はダメだ」
「こう見られているから自分はダメだ」

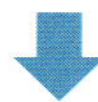

劣等感を感じる必要がないような人まで
劣等感を感じて悩んでいる不思議な状態

常に世間を気にしているので
日本人は「恥」をかくことをとにかく嫌う

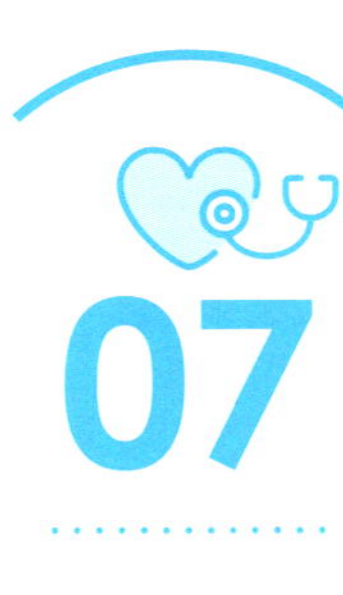

07 ストレス社会を生む原因「長時間勤務」と「滅私奉公」

仕事に対する日本の価値観がストレスに

38ページで紹介した『令和4年　国民生活基礎調査』では、悩みやストレスの原因として一番多かった回答は「自分の仕事」でした。なぜ、日本人は仕事でのストレスが多いのでしょう。そこには、仕事に対する日本ならではの特徴があると思います。

まず、**日本は勤務時間がとにかく長いです。**近年は「働き方改革」なども導入されましたが、「ほかの人が頑張っているのに、自分が頑張らないわけにいかない」という空気はまだまだあります。日本の社会は狭いですし、まわりがすごく見ていますから、相互監視で頑張って働かざるを得ない。また、IT化が遅れていて、非効率なやり方が続いているのも、勤務時間が長い理由のひとつだと考えられます。

そして、**日本では会社のために自己犠牲も厭わないことが美徳とされています。**これは世界から見ると不思議なことのようですが、少なくとも昭和世代には、プライベートよりも仕事を優先するのが当然といった感覚をもっている人がまだまだ多くいます。

同じように、上司に尽くすことをよしとする文化もあります。日本の社会では、上司のことを考えて先回りして何かをしたり、上司がバカでもそれを支えるのが部下の務めという意識があります。本当はバカバカしいと思っていても、**そうすることがよい社会人とされている以上、そこに同調するしかなく、結果、ストレスも溜まりやすいというわけです。**

日本のサラリーマンの特徴

①勤務時間がとにかく長い

- 戦後は貧しく、必死に働いた名残
- 他の人が頑張っているのに自分が頑張らないわけにいかない

➡ **相互監視のような状態で頑張って働いてストレスが溜まる**

②会社のために自己を犠牲を厭わない

- 会社のために自己犠牲を厭わないという精神が昭和世代には残っている
- まわりに尽くすいわゆる滅私奉公

➡ **自己犠牲の精神で我慢を続けることでストレスが溜まる**

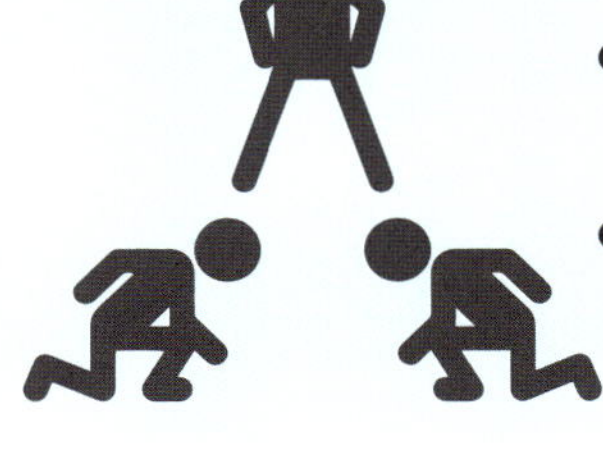

③上司に尽くす

- 上司のことを考え、先回りして何かをする場合によっては悪事も働く（忖度（そんたく））
- 上司がバカでも、それを支える自分はかっこいいという美意識（バカ殿文化）

➡ **尊敬しているわけでもない上司のために頑張ることでストレスが溜まる**

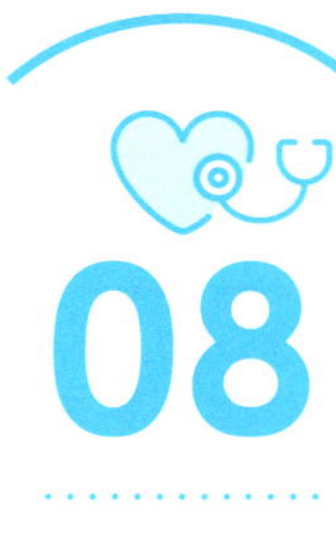

08 メンタルが病みやすい仕事と病みにくい仕事

メンタルが病みやすいIT業界

これまで見てきたさまざまな調査結果から、多くの人が仕事に対して大きなストレスを感じていることがわかりました。そこで、17業種の事業者を対象に、メンタルヘルスの不調による休業と退職について調査した『令和5年　労働安全衛生調査（実態調査）』の結果から、メンタルヘルス不調を起こしやすい業種について見ていきましょう。

まず、メンタルヘルス不調により連続1カ月以上休業または退職した労働者がいた事業所の割合は平均13・5％でした。**もっとも多かったのが「情報通信業」で、32・4％と平均を大幅に超えています。**いわゆるIT関連で、全17業種のなかで飛び抜けて高い数値となっています。長時間の過重労働、チーム内や取引先との人間関係、常に最新の知識を求められる重圧といったストレスの多い職場環境であり、それが数値になって表れたと考えられます。

ついで、「学術研究、専門・技術サービス業」が23・4％と続きます。専門性の高い研究や技術開発に従事しているため、**長時間労働や成果を求められる環境がストレスになっていると推測されます。**

そして、「電気、ガス、熱供給、水道業」が23・3％、「金融業、保険業」が22・3％、「教育、学習業」が20・8％と続きます。**いずれも大きなプレッシャーのかかる仕事**のため、メンタルが病みやすいと考えられます。

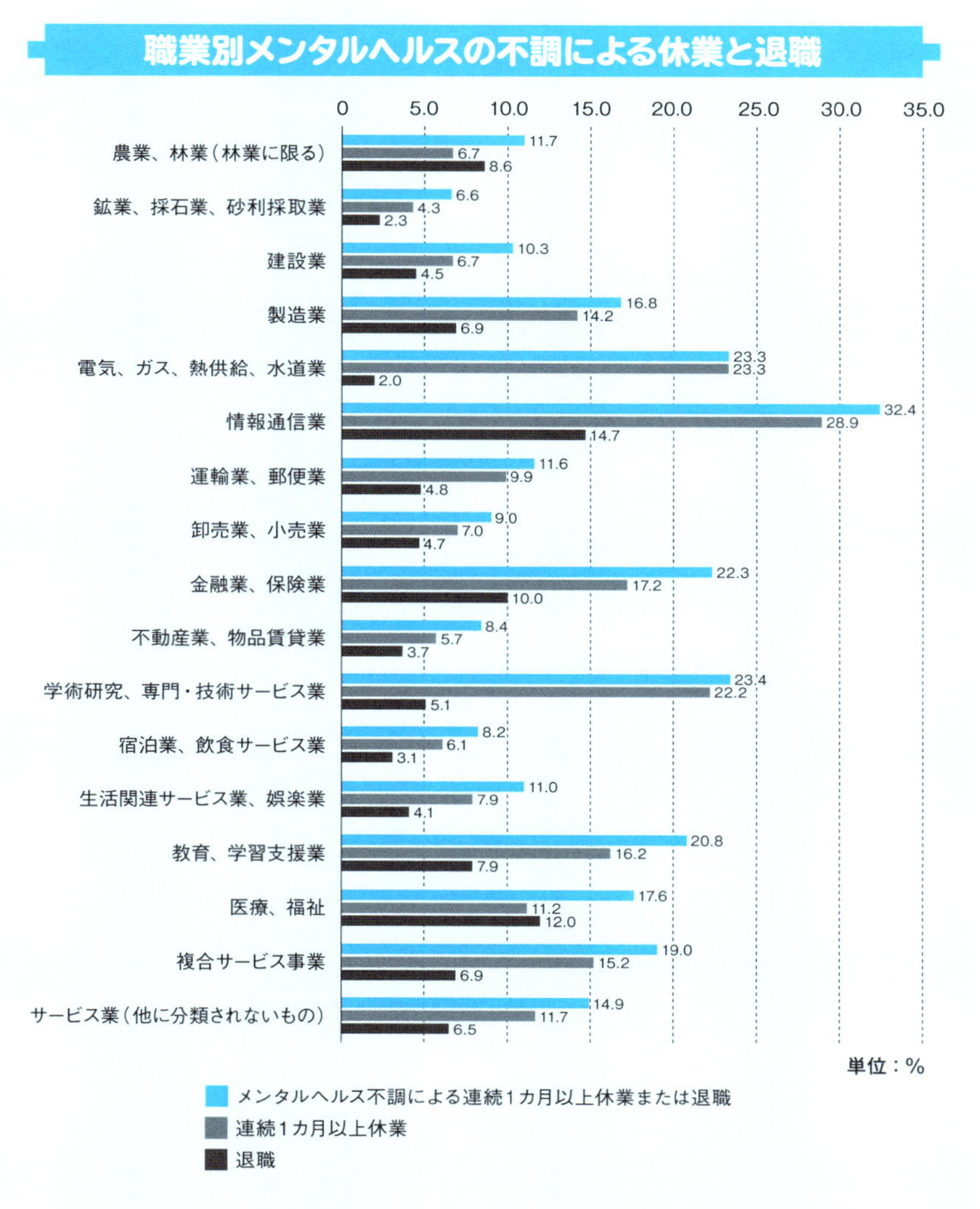

＊1　メンタルヘルス不調による連続1カ月以上休業した労働者には、受け入れている派遣労働者は含まれない。
＊2　同じ労働者が1カ月以上休業した後に退職した場合は、「退職した労働者」のみに計上している。
＊3　同じ労働者が複数回連続1カ月以上休業した場合は、1人として計上している。

出展：『令和5年　労働安全衛生調査（実態調査）』

09 好きでひとりでいるのに何が悪い？

ひとりは中長期的には不幸になる

「ソロ活」という言葉があるように、最近はひとりの時間を楽しむ人も増えてきました。

実際、ひとりのほうが楽だ、ひとりのほうが好きだ、と言う人も多くいます。しかし、**精神科医の立場から言うと、ひとりでいることは健康によくありません。**

確かに、ひとりでいると煩わしい人間関係から解放されますし、ケンカなどのトラブルもないので一時的には傷つかなくて済みます。しかし、中長期的に見たときには、決してその人を幸福にはしません。このことは、あらゆる心理学的な実験からわかっています。

そもそも人間というのは「群れ」の生き物です。近くに誰かがいる、自分の悩みを聞いてくれる人がいる、助け合える仲間がいるということが動物の本能としてやはり重要で、**ずっとひとりだと孤独を感じて幸福度も下がってしまうのです。**

今、日本では孤独を感じる人が増えています。不登校やひきこもりの人も増えていますし、独身などの単身世帯も増えています。また職場と家庭の往復だけの人が多く、**第三のコミュニティと呼ばれるつながりが減っています。**昔ながらの地域のつながりや、学生時代の友達のつながりなど、そういうつながりが減っているため、息苦しさを感じる人も増えています。

ひとりでいることは健康によくない

人間はもともと「群れ」の生き物

- 近くに誰かがいると安心する
- 自分の悩みや苦しみを聞いてもらえる
- 助け合える仲間がいる
- ひとりでいると孤独を感じる

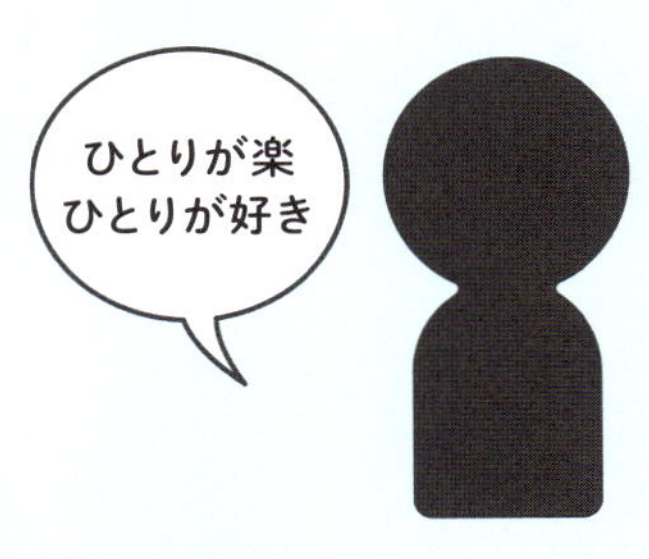

ひとりでいることは短期的には楽だが……

- 煩わしい人間関係から解放される
- 気楽に自由に過ごせる
- 傷つかない

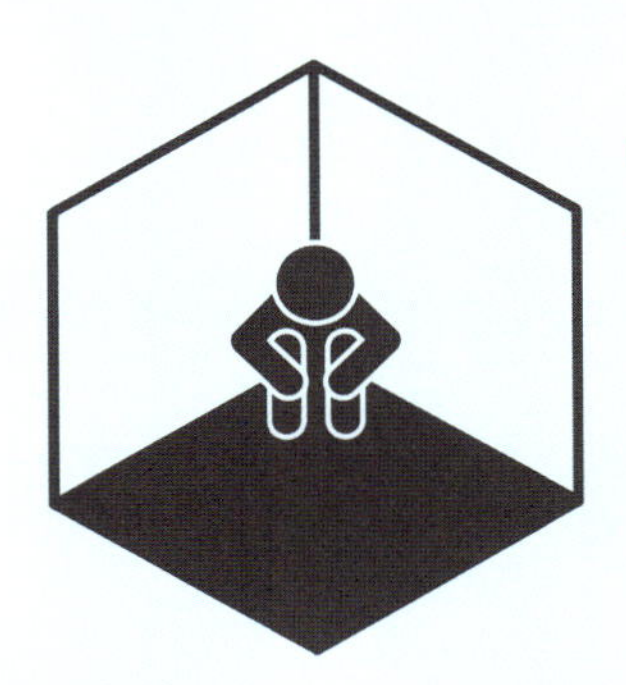

中長期的には不幸になることが心理学的な実験で証明されている

- 孤独は辛い
- 誰もいない状況は耐えがたい
- 嫌な考えが頭をよぎる
- 心身に不調をきたす

人類は誕生以来「群れ」で生きてきたので基本的に「群れ」のなかにいることが幸せ

10

悪口は言ったところで、自己肯定感を下げるだけ

悪口は無視するのが一番

人はなぜ「悪口」を言ってしまうのでしょうか？　その原因は、やはりストレスです。自分が感じているストレスを他人にぶつけることで、欲求不満を解消したいという気持ちが悪口になるのです。

悪口の原因となるストレスは、大きく3つに分けられます。ひとつは、自分の思い通りに何かをこなせない、相手が思い通りに動いてくれないといった、**相手に対する不満からくるストレスです。**他人は思い通りにならないのですが、なると勘違いしてしまうのが人間の弱さです。ふたつ目は、相手に対する不安だったり、何かひどいことをされるのではないかという**恐怖のストレス**です。

3つ目は自分は人より劣っているダメな人間だ、自分は弱い人間だといった**劣等感からくるストレス**です。相手は何もしていないのに、こちら側が勝手に嫉妬し、劣等感を抱き、ストレスを感じるのです。

もし、自分が悪口を言ってしまうのであれば、この3つのストレスをなんとかしなければなりません。冷静に自分を振り返り、問題にひとつずつ対処すべきでしょう。逆に、悪口を言われた場合は、心が傷つきますし、ストレスも溜まります。ですが、結局のところ**「悪口を言ってくる相手に問題がある」と考えて気にしないのが一番です。**もし悪口に反論する場合は感情に身をまかせるのではなく、冷静に対応しましょう。

悪口を言う原因となる3つのストレス

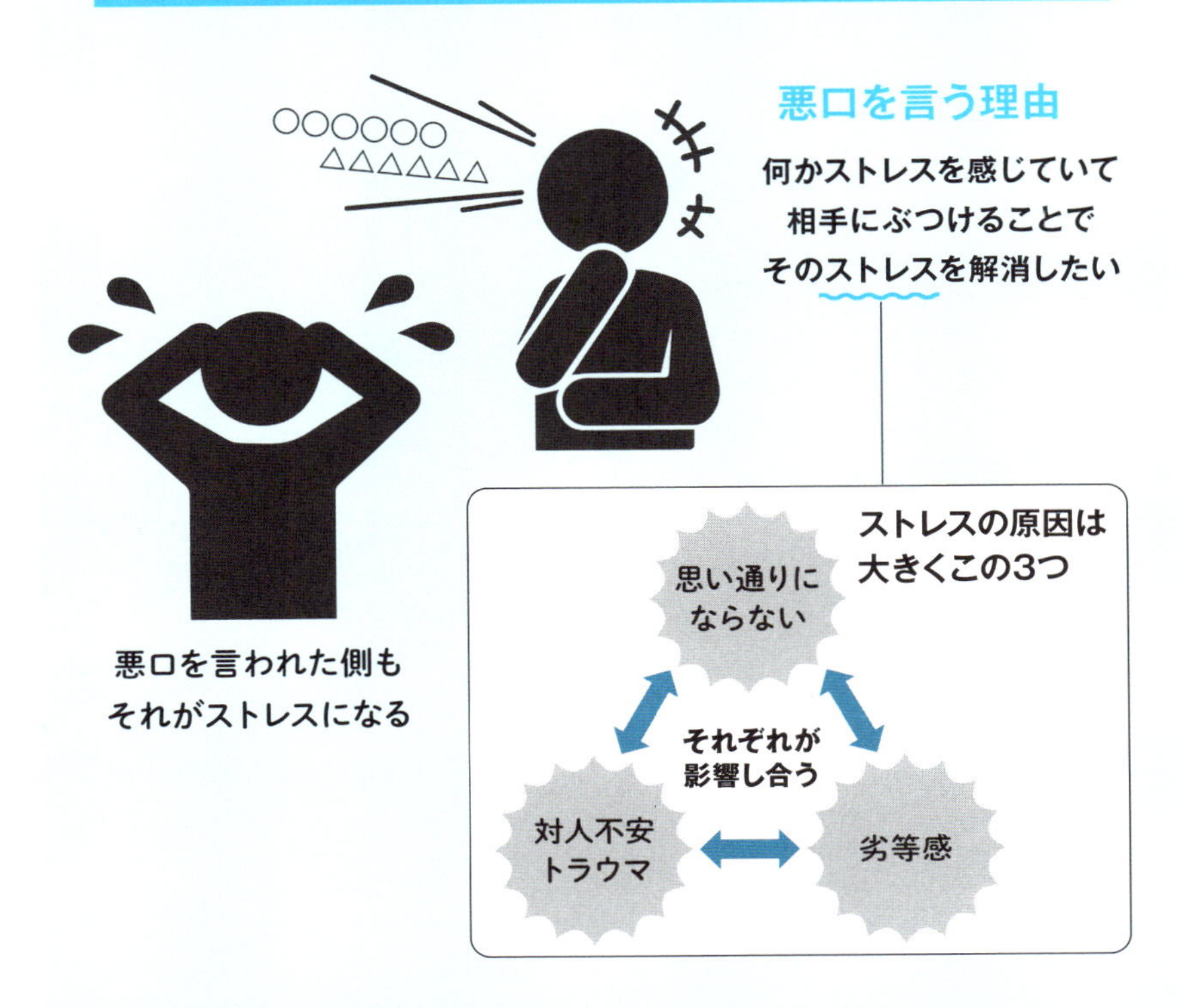

悪口のパターンは4種類

- **自己中心的**：自分の思い通りにならないイライラをぶつける
- **投影**：自分と同じ不満を相手も抱いているはずと勘違いし、
  悪口を言われる前に言おうとする
- **転移**：嫌な思い出の相手と似た特徴をもつ他人に同じことをやり返す
- **嫉妬**：嫉妬している相手に対して意地悪なことを言ったりする

悪口は自分の問題ではなく、
悪口を言う相手の問題だと考えよう

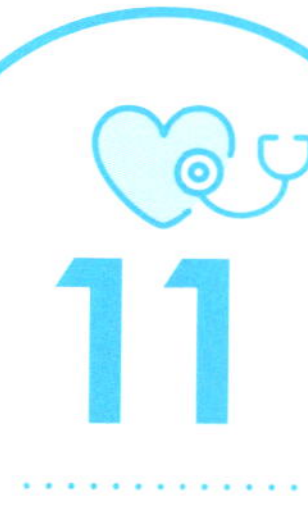

11

弱音や不満を「言ってはいけない」というストレス

あっても「辛い」とか「苦しい」という感情を言ってはいけない、言うことは美しくないという、日本の文化に受け継がれているのかなと思います。しかし、そうやって弱音を自分のなかにしまい込むと、そのうち「ストレスを受けている」ことが自覚できなくなり、徐々にメンタルを病んでしまいます。

また、言えないことで、より被害が深刻になることもあります。たとえば性の問題です。性的な虐待があっても恥ずかしいから言ってはいけない。親にも言ってはいけない。迷惑をかけちゃいけない。そうやって、**自分のなかにしまい込むことで、長期にわたって被害を受けるケースもあります。**日本人は基本的に人前で弱音を吐きません。しかし、それは必ずしもよいことであるとは言えないのです。

弱音を吐かないのは美徳なのか？

日本には「出しゃばってはいけない」「わがままを言うべきではない」「個人的な感情は言ってはいけない」といったものが美意識としてあります。

これは日本の武士の美意識の名残かなと思います。武士は戦う集団なので、不安や弱音を押し殺して戦わなくてはいけない。そうやって集団の規律を保つ。出しゃばったら殺されたりもするので、できるだけ敵をつくってはいけないし、もちろん弱みを見せてもいけない。これが、武士の伝統的な美意識だったりします。

こういう武士的な美意識が、**何か不満や悩みが**

言うことは美しくないという日本の文化

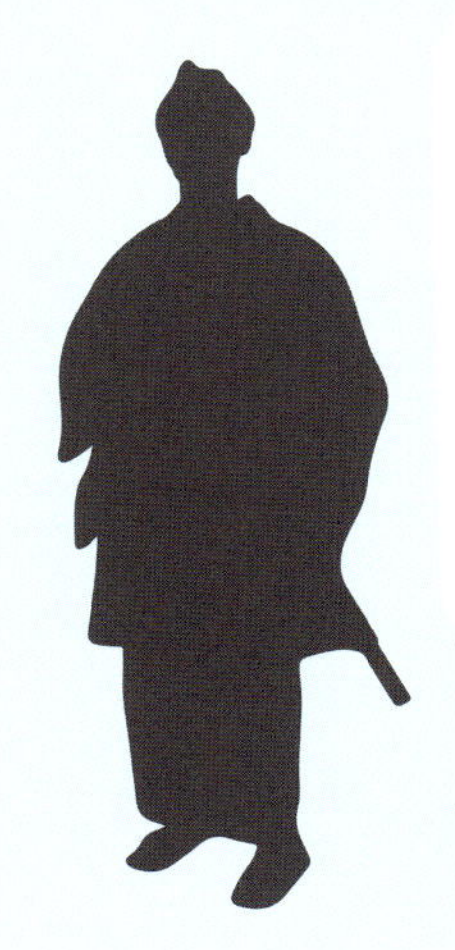

日本人の美意識＝武士的な美意識

- 出しゃばってはいけない
- わがままを言うべきではない
- 個人的な感情は言ってはいけない

自分の「辛い」「苦しい」といった感情を
言ってはいけないという文化

「ストレスを受けている」ことに自覚がないまま
徐々にメンタルを病んでいってしまう

心身の異変が起きてからメンタルの限界に気がつく

無気力

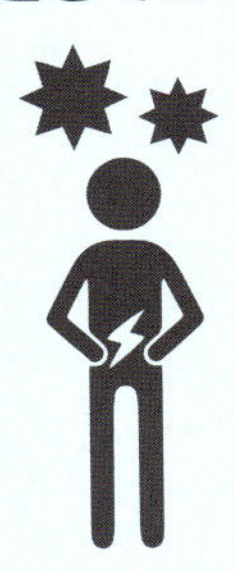

体の痛み

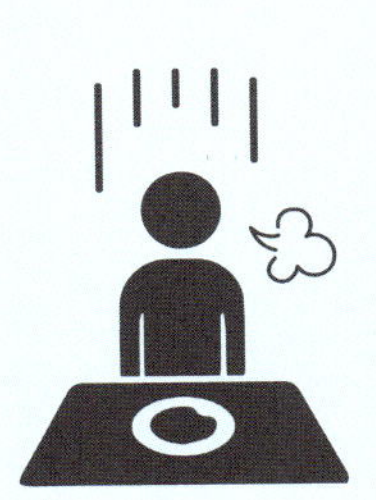

食欲不振

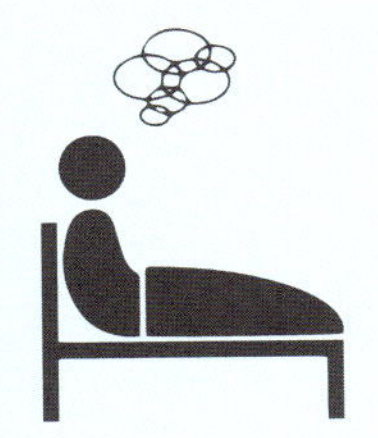

不眠

性的虐待や暴行といった重大な問題も
言いにくい社会になっている

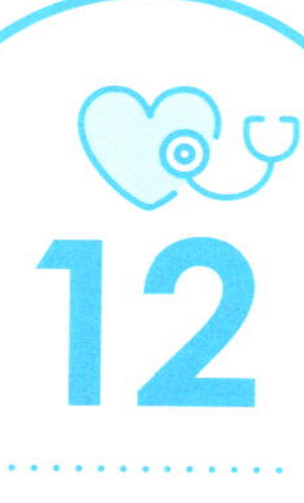

12 年代別でみる〝悩み〟の種類

ライフステージが変われば悩みも変わる

人間はライフステージが変われば、抱えている悩みや問題も移り変わっていきます。つまり、ストレスの原因も変わっていくわけです。

まず、10歳くらいまでの間は、親からの虐待、貧困、ネグレクトの問題を病院では注視します。こうした幼少期の強いストレスはＰＴＳＤの原因となります。10代になると、いじめ、ひきこもり、思春期葛藤、ヤングケアラーの問題が悩みの中心に変わります。心身ともに大人になる20代では、自己実現や恋愛についての悩みが増えてきます。また女性は性暴力の被害に遭ったり、貧困から仕方なく性風俗産業に従事したりすることで、トラウマや精神疾患になってしまうケースも見られるようになります。

30代は、仕事の悩み、家庭の悩みのほか、結婚や妊娠、出産や育児に関する悩みが増えてきます。続く40～50代になると、離婚、思春期の子育て、孤独の問題に直面します。また、親の介護も大きな心の負担になってくる時期です。

そして、60歳以降は自分の健康、老老介護、老後資金、相続などに悩み、さらに高齢になると自身やパートナーの認知症の問題が出てきます。

今、**自分が抱えている悩みは、5年後、10年後も悩んでいるものなのかという中長期的な視点でとらえることが大切です。**解決しないまま、次のライフステージに移り、悩みを忘れることもあります。

年代によって変わる悩み&心の病気

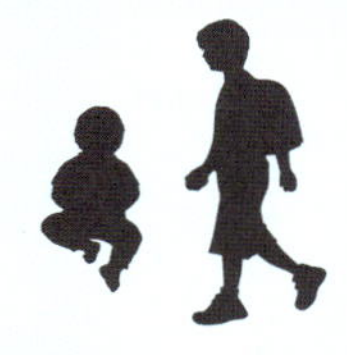

0歳〜
- 悩　貧困、虐待、ネグレクト
- 病　神経発達症（発達障害）

10歳〜
- 悩　いじめ、ひきこもり、思春期葛藤、ヤングケアラー
- 病　摂食障害、神経発達症（発達障害）

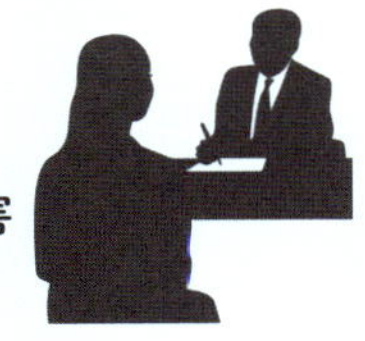

20歳〜
- 悩　自己実現、恋愛、性暴力
- 病　躁うつ病、統合失調症、パーソナリティ障害

30歳〜
- 悩　仕事、転職、パワハラ、セクハラ、婚活、妊活、育児
- 病　適応障害、パーソナリティ障害

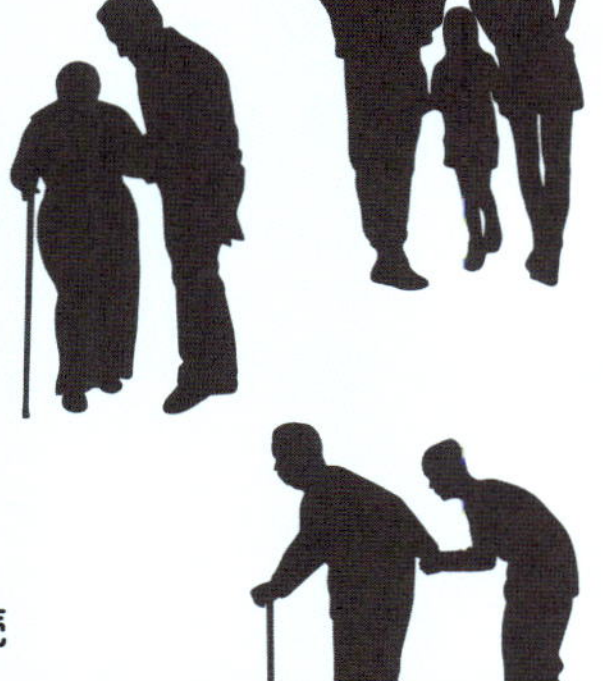

40歳〜
50歳〜
- 悩　離婚、孤独、介護、子育て
- 病　うつ病、依存症

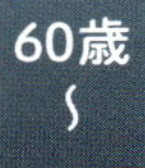

60歳〜
- 悩　病気、介護、老後資金、相続
- 病　認知症

悩みや精神疾患はライフステージによって変わることを意識しよう！

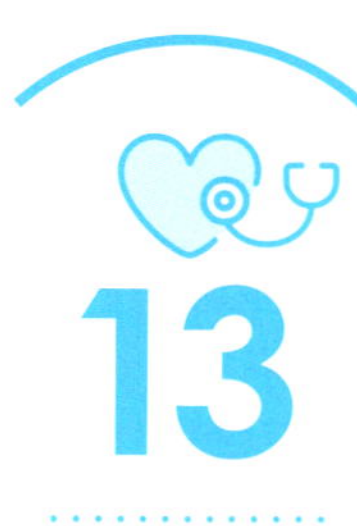

13 子ども時代の強烈なストレスは大人になっても引きずる

未熟な脳へのストレスは影響が大きい

人間の脳が、**大人としての脳になるのはいつなのかというと、実はけっこう遅くて25歳ぐらいです。**

生まれてから脳は徐々に成長していきますが、思春期に入ると「第二の誕生」と呼ばれる形で成長は加速します。思春期以降、だんだん複雑なものや抽象的なものも考えられるようになっていき、親や友人を疑ったり、ときに結託し、社会や親世代らに反抗できるようになります。

しかし、**子ども時代の未熟な脳のときに、虐待やいじめといった強烈なストレス体験をすると、発達が遅れたり、大人になってからの精神疾患の発症率が増えることが知られています。**たとえば、うつ病やPTSD、双極症や統合失調症、依存症といった病気の発症につながります。若い草木が踏まれて茎が折れると、成長できても、うまく伸びていかないのと似ています。ストレスを受けた直後だけでなく、何年も経ってから発症するケースもあるのです。

また、**精神疾患には至らなくても、自己評価が低くなったり、人を信頼できなくなったりといった心の傷を抱えたまま大人になるケースも少なくありません。**本当は他人を信用したいけれど、過去のトラウマから「またいじめられるのではないか」「ひどいことをされるのではないか」といった不安が拭えず、苦しむこともあります。子ども時代の強いストレスは、それだけ脳に深刻な影響を与えるのです。

トラウマがもたらす影響

強烈なストレス体験

- 親からの虐待
- ネグレクト
- 大人からの性的暴行
- 同級生からのいじめ

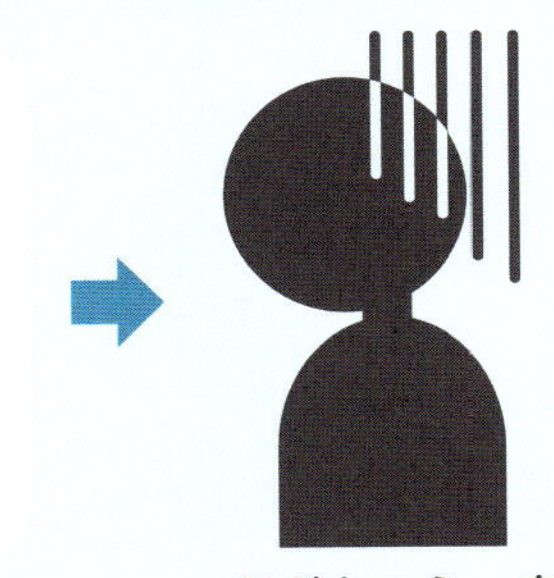

子どものうつ病

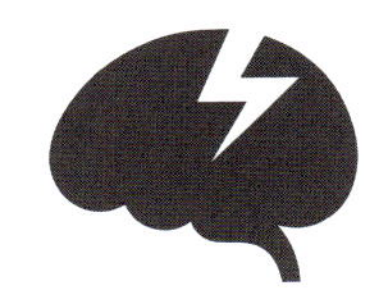

- 成長途上の未熟な脳に悪い影響を与えてしまう
- トラウマとなって残る

大人になってから、うつ病などになりやすい

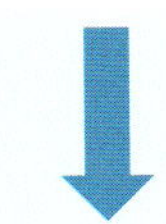

精神疾患

- うつ病
- 複雑性 PTSD
    - 侵入症状
    - 回避
    - 覚醒・反応
    - 気分変動性
    - 自己肯定感低下
- 不安障害
- 摂食障害
- 強迫性障害など

考え方への影響

- 自己評価が低い
- 人を信頼できない
- 安心できない
- 内面は未熟
- 不安を感じやすい

大人になってから心の病気がどんどん悪化
40代、50代で発症するケースもある

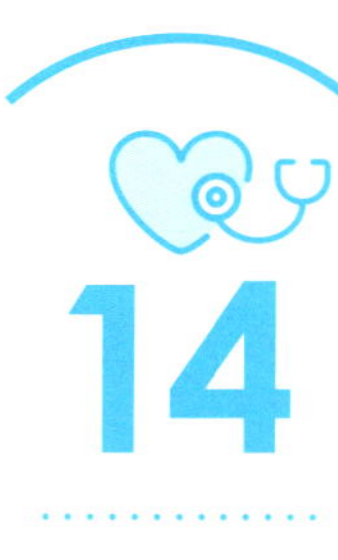

14 体は大きくても心は子ども、思春期の苦悩

「自我」が芽生えることで混乱する

中学生から高校生にかけての思春期は、「第二の誕生」と言って、子どもの脳から大人の脳へと切り替わり、**「自我」がきちんと芽生えてくる時期です。**

もちろん、子どものときも「自分」というものはあるのですが、本格的な「自我」というのは中学生以降に生まれます。「自我」をもった子どもたちは、急に「自分はどういう人間なのだろう」「私だけこういうことを考えているのかな」といったことに気づきはじめます。その結果、「何が普通で、何が普通ではないか」がわからなくなって混乱し、精神が不安定になります。思春期の子どもは何を考えているのかわからない、扱いが難しいと言われるのは、こうしたメンタルの不安定さによるものです。

また、**中高生は経験やスキルが圧倒的に不足しているため、失敗もたくさんします。そのため、自分はダメなのではないかと傷ついたり、イライラしたり、悩んだりすることも増えます。**

さらに、性の問題も起きます。女の子なら、痴漢などの性被害にあう、売春の誘惑に負けてしまう。男の子なら、性衝動をコントロールできない、攻撃的になり、誰かを傷つけてしまう。このように思春期というのは、さまざまな問題の初体験が大量にあります。大人になると思春期は眩しく映りますが、一方で**多くの問題や悩みに直面する苦しい時期でもあるのです。**

「第二の誕生」と呼ばれる思春期

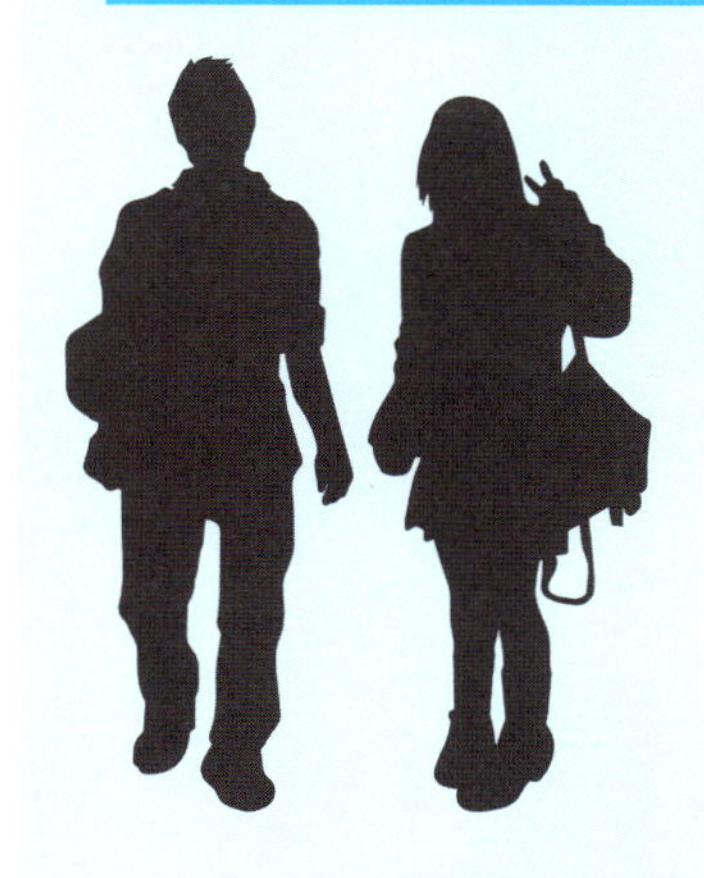

思春期は「第二の誕生」と言われるように、
子どもから大人に変化していくなかで
さまざまな悩みを抱えている

「心」の変化	「体」の変化
脳が大きくなり構造も変化	第二次性徴

体の変化は心（脳）の変化よりもはやいため
大人になったように見えても心は子どものまま

思春期に直面する問題と悩み

- “自分”が何者かよくわからなくなる
- 失敗が増えて傷つきイライラする
- 攻撃性、衝動性、脆弱性により混乱する
- 親への不快感、社会への不快感
- 友人関係のトラブル、恋愛の失敗
- 進路を決めるという決断のプレッシャー
- 性の問題（性被害、性的搾取、性衝動）

いろいろな問題をはじめて体験するため
混乱し、正常な心を保てずに苦しむ

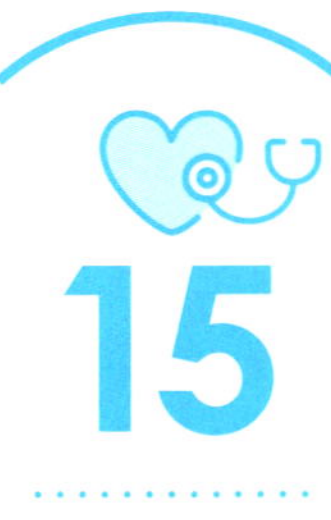

15 結局、人間関係が9割？よくあるストレスパターン

みんな同じようなことで悩んでいる

本章のまとめとして、精神科医が実際に見聞きすることが多い30〜50歳の悩みとストレスについて、健康、家族、友人・恋人関係、仕事、お金の5つの分野ごとにざっと紹介していきます。

まず健康の悩みですが、35歳くらいから妊活や妊娠について悩む女性が増え、子宮内膜症・筋腫についての話を聞くことも増えてきます。40代くらいからアルコール依存症や生活習慣病、不眠症、自律神経の乱れ、50代では更年期障害、うつ病、がんの話題が増えてきます。

家族の悩みの中心は、やはり子育てに関することです。共働き家庭の子育て、仕事と家庭の両立、子どもの病気に関して悩む人が多いと感じます。

友人・恋人の悩みでは、30代は孤独、40代は出会いについて悩む人が急増します。未婚率は年々上昇しているので、非常に多いのが実情です。

仕事の悩みでは、30代の転職とパワハラについての悩みを多く聞きます。それ以外では、50代で仕事がない、転職先がないといった話題が出ます。

お金の悩みはたくさん聞きますが、多いのはアルバイトを続けるか生活保護に頼るかの選択、親からの過剰な援助、そして相続の問題です。

このように、みんな同じことで悩み、ストレスを感じているのです。〝自分だけではない〟そう考えると、少しは気が楽になるのではないでしょうか。

30歳からの悩みとストレス

健康の悩み

- 妊活・妊娠
- 子宮内膜症・筋腫
- アルコール依存症
- 不眠症
- 自律神経の乱れ
- 生活習慣病
- 更年期障害
- うつ病
- がん

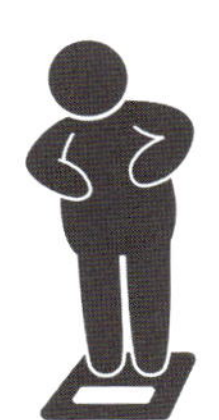

仕事の悩み

- パワハラ
- 転職
- 仕事がない
- 転職先がない

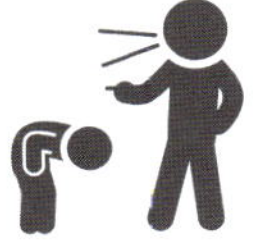

お金の悩み

- アルバイト
- 生活保護
- 過剰な援助
- 相続

家族の悩み

- 共働き家庭の子育て
- 思春期の子ども
- 子どもの病気
- 仕事と家庭の両立
- カサンドラ症候群
- 親の介護

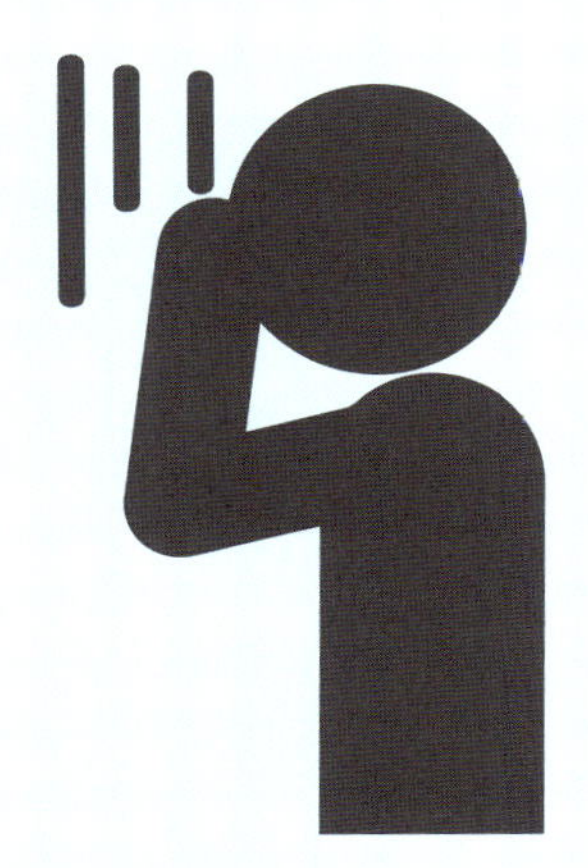

友人・恋人の悩み

- 孤独
- 出会い
- 生き甲斐がない

人間の悩みはたくさんありそうだが、
意外と相談される内容はパターンが決まっている

COLUMN②

「他責思考」の人はメンタル最強？

下の図は、右が健康な人・左は不健康な人、上が自責的な人・下が他責的な人というベクトルで4つのタイプに分けています。これは、医学的な根拠はありませんが、わかりやすくイメージしてもらうためのものです。

このなかで、精神科にくるのは左上のタイプで、自分が悪いと思っていて調子が悪いという人です。左下のタイプは、一般の方からすると「ちょっと怖い」と思われてしまいやすく、調子が悪くて人を責める人、恨んでしまう人です。このタイプは精神科の患者さんでは滅多にいません。普通の人は、右下のタイプです。自分のせいだと考えずに相手が悪いと思いがちで、調子はよい人です。そして、右上のタイプは、自分に厳しく相手に優しくて調子もよいという、パワーがある人、優秀な人です。

つまり、「自分が悪い」と考えても、メンタルを病む人と病まない人がいるのです。自責的で調子が悪い人は、そもそも「本当に自分が悪いのか？」について、一度しっかり考えてみる必要があります。会社や組織、上司、サポート体制などに問題がないのかをよく考えてみましょう。

さらに、このタイプの人は、自分が発達障害や感受性が強く刺激に敏感なHSP（ハイリー・センシティブ・パーソン）ではないかと考える人が少なくありません。問題は自分を不必要に責めていること、不安を感じやすいことにあります。とにかく、自分を取り巻く環境を俯瞰的に見て、自分を責め過ぎずに建設的に考えていきましょう。多少は他人のせいにしてかまわないのです。

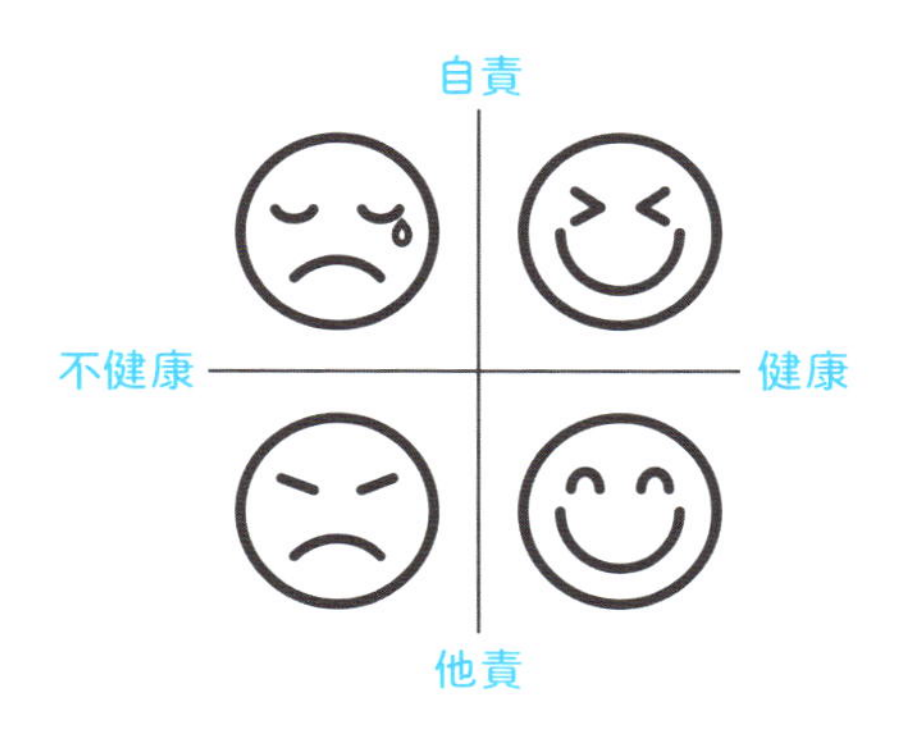

第3章

とにかく
メンタルが整う
最高の方法

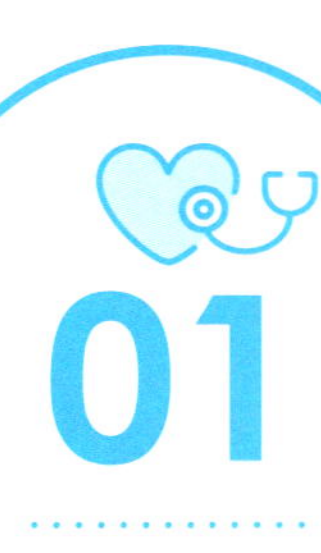

01 不健康ではメンタルは一生整わない

整えるべきはメンタルの前にまず体

「メンタルを整えたい」と思っている方は、まずは「体の調子を整える」ことからはじめましょう。 メンタルに不調を感じると「気持ちや精神を整えないと……」と考えてしまいがちですが、気持ちばかりを整えようとしてもほとんどの場合うまくいきません。なぜなら、気持ちや意識とは脳の一部分が生み出す現象でしかなく、その脳も体の一部でしかありません。すべての前提となる体が崩れてしまうと、メンタルは健康にならないのです。

それでは、体の調子を整えるには、どうしたらよいのでしょうか？ **最初にするべきことは、「規則正しい生活」を心がけることです。** 規則正しい生活とは、就寝と起床、食事の時間などを一定に保ち、毎日ほぼ同じリズムで生活することです。

規則正しい生活が身につくと、「この時間は別のことをしよう」「この時間に運動をしよう」「これは無駄だからやめよう」といった形で、継続的に生活を改善していくことができます。たとえば、毎日、午前中に気分が落ち込むのであれば、その時間は思い切って犬の散歩をする時間にあてるといったように、**メンタルの問題を解決する糸口にもなります。**

どの分野でも成功を収めている人の多くが、規則正しい生活をしています。左の図は理想的な規則正しい生活の例で、それぞれのポイントについては、74ページから詳しく解説していきます。

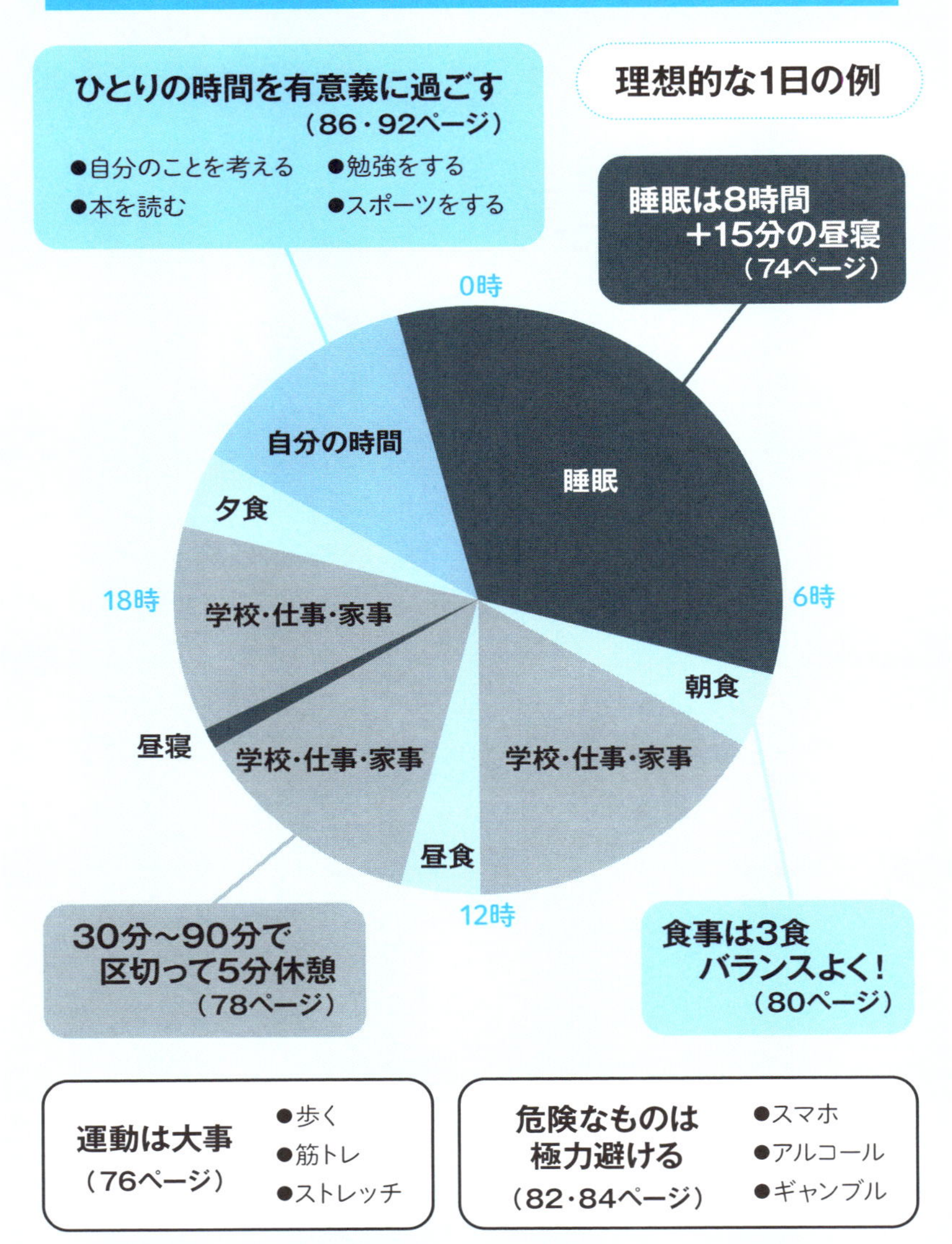
睡眠・食事・運動で心身のバランスを整える
ひとりの時間を有意義に過ごす
（86・92ページ）
●自分のことを考える
●勉強をする
●本を読む
●スポーツをする
理想的な1日の例
睡眠は8時間
＋15分の昼寝
（74ページ）
0時
自分の時間
睡眠
夕食
18時
学校･仕事･家事
6時
朝食
昼寝
学校･仕事･家事
学校･仕事･家事
昼食
12時
30分～90分で
区切って5分休憩
（78ページ）
食事は3食
バランスよく！
（80ページ）
運動は大事
（76ページ）
●歩く
●筋トレ
●ストレッチ
危険なものは
極力避ける
（82・84ページ）
●スマホ
●アルコール
●ギャンブル

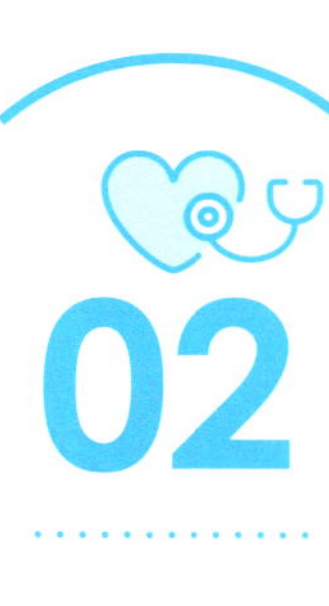

02 メンタルに大切なのは「体」「人間関係」「知識」

これがひとつ目の柱となります。

そして、ふたつ目の柱となるのが**「心地よい人間関係」**です。ひとりのほうが気楽という方もいますが、人間は群れで生きてきた生き物ですから、群れのなかで生きるようにできています。そして、そのなかで他者との心地よい関係を築くことが大切です。

最後に3つ目の柱となるのが、**「知識を身につける」**ということです。心理教育、脳科学や精神医学のこと、自己理解、自分の診断や病気、家族関係、生い立ち、ライフステージなりの悩みといったことを学ばなければいけません。学ぶことで、脳が成長し、不安やトラウマに支配されにくくなります。

この三本柱を実践することで、次第にメンタルは整っていくのです。

3つの柱を意識して生活しよう

メンタルを整えるには、前ページの「体の調子を整える」ことのほか、「心地よい人間関係」「知識を身につける」ことも必要です。これら3つがメンタルを整える「3つの柱」となります。

「体の調子を整える」というのは、前述したように規則正しい生活をベースに、適切な睡眠や運動、食事によって体を整えていきます。体の調子が悪いときは、何気ない言葉で傷ついたり、怖く感じたりしてしまう、そういう脳の変化が起こります（これを抑うつ状態のときには被害的になりやすい、と言います）。ですので、体の調子を整えることは大事で、

メンタルを安定させる「３つの柱」

「体」の調子を整える
（74 ～ 87ページ）

頭と体はつながっているため
体の調子がよくならないと
メンタルも健康にならない

心地よい「人間関係」
（88 ～ 91ページ）

心地よい人間関係を築けないと
心身は健康になっていかない

「知識」を身につける
（92 ～ 107ページ）

知識を身につけ、人間心理のこと、自分のこと、他人のことを理解する

３つの柱を意識して実践すれば
自然とメンタルは整っていく

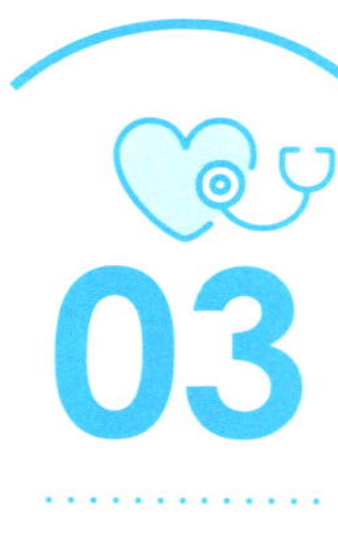

03 寝すぎくらいがちょうどいい 睡眠は1日8時間以上厳守！

睡眠時間は常に一定に保つ

体の調子をどのように整えるかというと、まずはしっかりと「寝る」ことです。睡眠は規則正しい生活の軸となるもので、体と脳を休ませるためにも絶対に必要なものです。8時間寝て、昼寝も15分くらいとるのがよいと言われています。

また、眠る時間と起きる時間は常に同じにしているほうが自然に睡眠に入りやすく、すっきりと目覚めやすくなります。そのため、平日と休日で生活リズムを変えるのはやめましょう。

これは、セロトニンとメラトニンと呼ばれるホルモンが関係しています。セロトニンは「幸せホルモン」と呼ばれており、日光を浴びることで分泌がはじまり、体を覚醒させ、精神を安定させます。一方、メラトニンは「睡眠ホルモン」と呼ばれ、起床後約15時間後に増加し、眠気が生じる仕組みです。

また、**質のよい睡眠をとるために、アルコール、カフェイン、ニコチンは就寝3時間前から摂取しないようにしましょう。**

もし、「寝つけない」「途中で起きてしまう」という場合は、自分で決めた睡眠時間中はとにかく目を閉じて「ぼーっ」としてください。目を閉じているだけでも、体や脳の疲れは取れます。**もし、ネガティブなことばかり考えてしまう場合は、まったく関係ないことを考えて注意を逸らしたり、呼吸に集中したりして無理にでも振り払ってください。**

睡眠は何よりも大切！

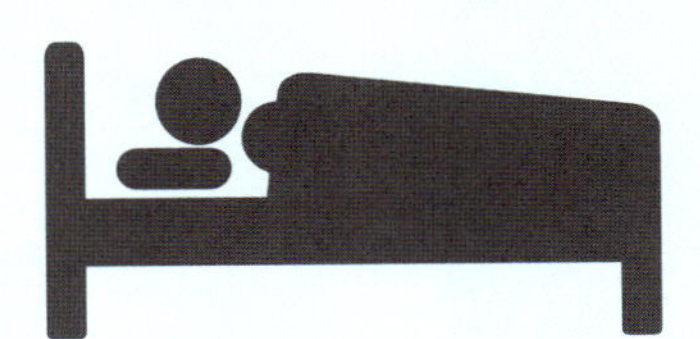

睡眠時間は8時間
昼寝も15分程度とるのがベスト

寝る時間と起きる時間は
常に一定にしたほうがいい

よい睡眠をとるためのコツ

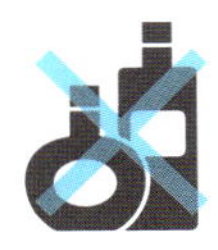

アルコール・カフェイン・ニコチンを
就寝3時間前から摂取しない

寝つけないときは？

目を閉じて「ぼーっ」と
することを意識

セロトニン

「幸せホルモン」と呼ばれ、体を覚醒させ精神を安定させる

セロトニンを材料に
メラトニンがつくられる

メラトニン

「睡眠ホルモン」と呼ばれ、睡眠や覚醒のリズムを調節する

光の刺激で
セロトニンが
分泌される

日没

光の刺激が弱まると
メラトニンが
分泌される

分泌量

朝　昼　夜

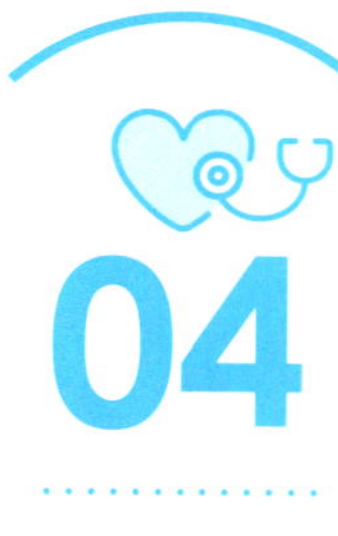

04 毎日「1万2000歩」歩くと勝手に心身は整う

の予防や改善、ストレス解消、ポジティブな気分になるといったさまざまなよい効果を心身にもたらします。そして、よく眠れるようにもなります。

歩くことのほか、**週1〜2回、1回30分程度の筋トレをすることも体によいと言われています。**負荷によっては、筋肉の疲労が回復するのに2〜3日かかるので、毎日やるとダメージや疲労が蓄積してしまうこともあります。また、ストレッチも取り入れましょう。体を伸ばすことで体の緊張がほぐれ、ケガの予防にもなり、肩こりなども解消できます。

これらの運動を毎日の生活に組み込むようにしてください。**ストレッチで体をほぐし、ウォーキングをして、週に2回は30分の筋トレといった具合に、ルーティンにするとよいでしょう。**

歩くことは体にも心にもよい

歩くことが健康によいということは、さまざまな論文で根拠とともに主張され、もはや周知の事実かと思います。適切な歩数については諸説ありますが、1日1万2000歩がもっとも寿命が伸びるという報告もあります。1万2000歩と言われると、なかなか難しいと思いますので(私も歩けていませんも)、できるかぎりの範囲で歩くことを心がけましょう。たとえば、**目的の駅のひとつ前で降りて歩く、朝の散歩や夜のウォーキングをはじめるなどして、できるだけ歩数を稼ぎましょう。**歩くことは、心肺機能の強化や血流の改善、生活習慣病の予防、肥満

体を動かすことが健康を維持する秘訣

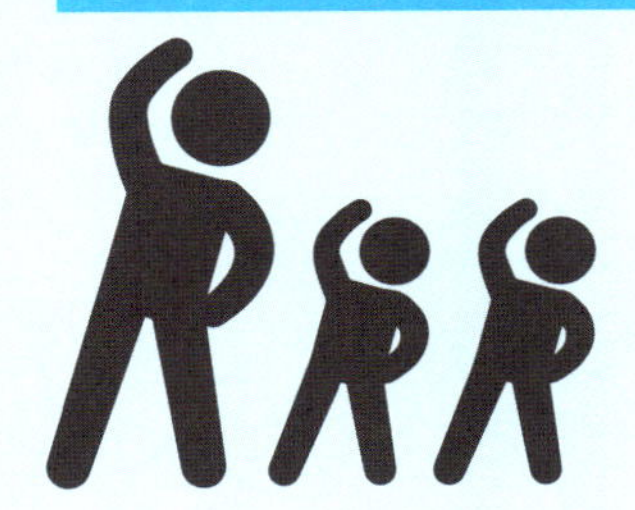

適度な運動は心身によい影響を与える

- うつの予防や改善
- 動脈硬化の予防
- 血糖値の改善
- 糖尿病の予防や改善
- 高血圧の改善
- 骨粗鬆症の予防
- 肥満の予防や改善

ほか

体とメンタルを整える3種類の運動

①歩く（有酸素運動）　目標：毎日1万2000歩程度

歩くことはさまざまな病気の予防につながり、心身を健康に保つ重要なポイント。スマホの歩数計などを活用して計測し、毎日1万2000歩を目指そう。

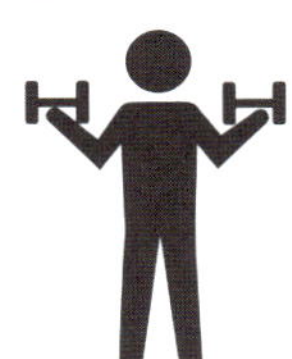

②筋トレ　目標：週1～2回30分程度

筋トレによる筋肉の疲労やダメージは、回復するまでに2～3日かかる。そのため､週に1回から2回がちょうどよく、やり過ぎは逆効果になるので注意しよう。

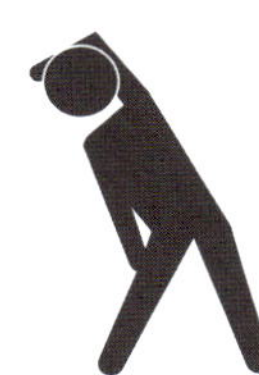

③ストレッチ　目標：毎日30分程度

ストレッチは関節の可動域を広げることができ、肩こりの改善や予期せぬケガの予防ができる。ウォーキングや筋トレの前後にストレッチすることを習慣にしよう。

毎日1万2000歩、歩くことで
うつ症状や睡眠障害の改善につながる

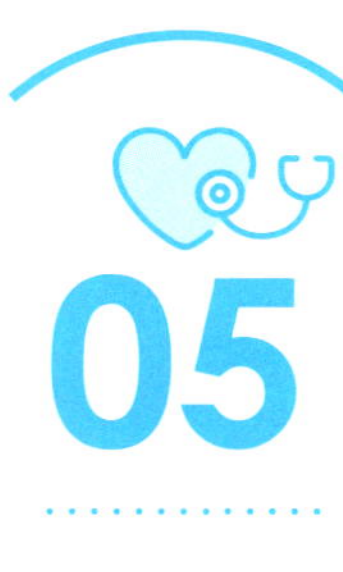

05 長時間労働は非効率 45分たったら10分休憩

人間の集中力が続くのは、45分とも言われています。そのタイミングで休むのもよい方法だと思いますので、休憩時間は、脳の休息にあてるべきなので、スマホをいじるなど頭を働かせることは避けてください。たとえば、数学の勉強をしていて今日は順調だと思っても、45分なら45分で区切って10分程度の休憩時間を挟み、飽きないように次は違う科目を勉強するようにしたほうが学習効率は上がります。

社会人の場合、仕事の内容や職場のルールによっては、コマ割りや休憩ができないこともあるでしょう。そうした場合でも、一定時間ごとにやることを変える、トイレに行って気分転換をするなどして、**うまく休憩を入れながら働くということを、できるかぎり意識してください。**

疲れにくい脳にも休憩は必要

仕事や家事など、日中の活動については、学校の時間割のようにできるかぎり30～90分単位でコマ割りすることを意識しましょう。5～10分程度の休憩時間を挟むことができればベストです。

脳は基本的に疲れにくい臓器ですが、同じことを休憩もせずにやり続ければ、集中力が落ちてしまいます。脳が疲れてしまうと、家事でも効率が悪くなってしまい、ミスにもつながります。スポーツでの疲労同様、疲れてしまうと回復に時間がかかるので、疲れ切る前に一定時間で区切って休憩を挟むほうがよいのです。

日中の活動は学校の授業のようにコマ割りする

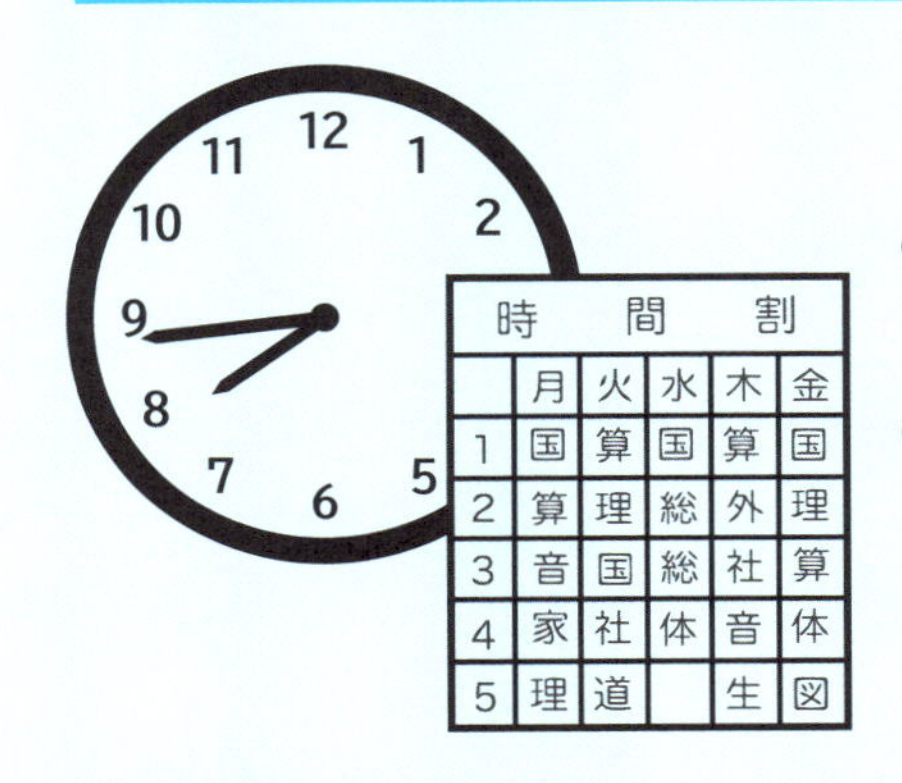

時間割

	月	火	水	木	金
1	国	算	国	算	国
2	算	理	総	外	理
3	音	国	総	社	算
4	家	社	体	音	体
5	理	道		生	図

区切って変えることが重要

- 日中の活動については
  30～90分単位でコマ割り
- 5～10分の休憩時間も挟む

悪い習慣

同じことを区切りなくやってしまう
→ ダラダラしてうまくいかない……

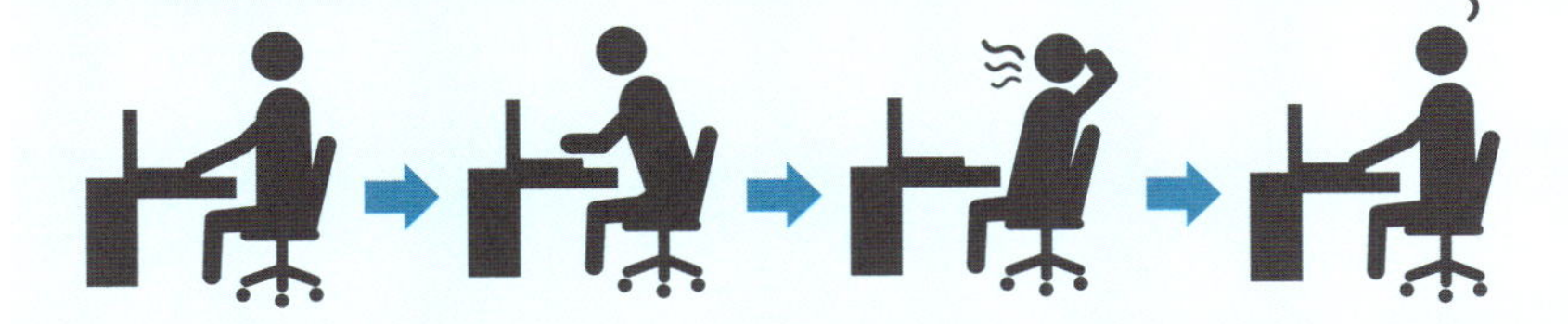

よい習慣

時間を区切ってやることを変える
→ 気分転換ができて集中しやすくなる

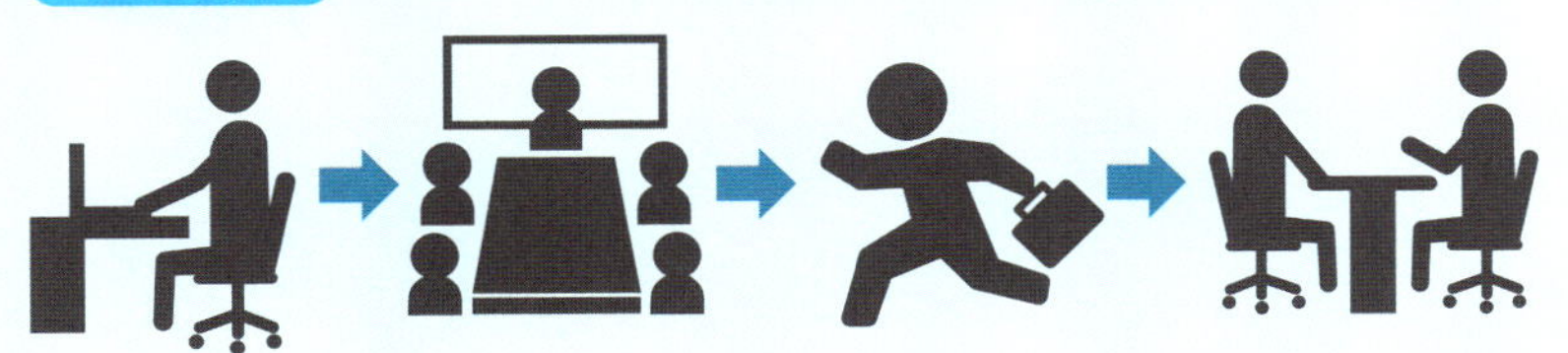

学校の時間割をイメージして
日中の活動のスケジュールを考えよう！

06

和食・洋食・中華 メンタルによい食事はどれ？

食事の「正解」は給食や病院食

体のバランスを整えるというと、みなさんが気になるのは食事ではないでしょうか？

健康によい食事や食品に関しては、さまざまな情報が出回っていますが、**しっかりしたエビデンスのある「地中海食」がベストです。**地中海食というのは、イタリア、ギリシャ、スペインなど地中海沿岸の国々の伝統的な食事で、これらの国々の人たちは血中コレステロール値が低く、動脈硬化による狭心症や心筋梗塞、脳血管障害などが少ないことが調査で判明し、注目を集めるようになりました。特徴として、野菜や果物を豊富に使うこと、肉よりも魚を多く使うこと、オリーブオイルを用いること、ナッツ、豆類、全粒粉など未精製の穀物を使うこと、そして適量の赤ワインを飲むことなどがあげられます。

和食も世界的に評価されている食事です。和食は四季に合わせてさまざまな食材を使いつつ、油はあまり使わず、肉よりも魚を多くとることが評価されています。和食の場合、**地中海食よりも塩分摂取量が多くなりやすいので、塩分を控えめにすることも意識しましょう。**

特別な食材を意識してとる必要はありません。入院中に食べる病院食（もしくは小学校の給食）をイメージしてもらえるとわかりやすいのですが、あれが「正解」であり、日常的な食事をそこに近づける工夫をしてください。

メンタルを整えるならバランスのよい「和食」

副菜　主に体調を整えるビタミン、ミネラル、食物繊維の供給源。

サラダ・お浸し・煮物など

主菜　主に体をつくるもととなるたんぱく質や脂質の供給源。

焼き魚・生姜焼き・卵など

+1日1回

果物

糖質、鉄分、ビタミンC、カリウム、水分の供給源。

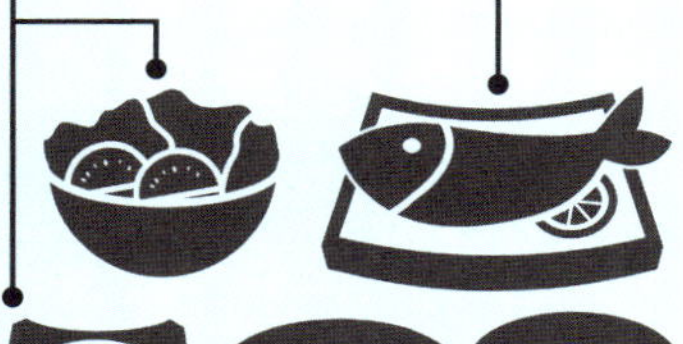

+1日1回

乳製品

骨や筋肉をつくるもととなるたんぱく質、カルシウムの供給源。

主食　体を動かすエネルギー源となる炭水化物の供給源。

ご飯・パン・麺類など

汁物　体調を整えるビタミンやミネラル、食物繊維の供給源。

味噌汁・スープなど

食事の注意点

- ご飯は白米ではなく、玄米のほうがよい
- 野菜多め、塩分少なめを心がける
- 加工肉（ソーセージ、ハム）、フライドポテトなどはNG

しかし、細かいところまで気にしすぎると食事がストレスになって逆効果なので注意！

07 最終的にスマホは気分転換にはならない

スマホは「時間泥棒」

スマホは、私たちの生活に欠かせない便利なツールとして定着していますが、実は危険な存在でもあります。なぜなら、**スマホやアプリは、できるだけ依存させるようにつくられているので、大切な時間を浪費してしまう「時間泥棒」**なのです。とくにSNSや動画サイトには、お金を儲ける方法、綺麗になる方法、モテる方法、グルメ情報、不安をあおるニュース、刺激的なゴシップ、かわいいペット、いい人動画など、人間の欲望を刺激する話題があふれていて、ハマりやすいので気をつけましょう。

悪いニュースや刺激的なニュースは、人間の本能の影響もあり、目を逸らすことが難しいのです。またコメント欄では賛否分かれ、誹謗中傷も飛び交い、知らないうちに自分も攻撃的になり、心が荒んでいきます。ブラック企業で働くと心が荒むように、**刺激的なコンテンツに長時間晒されていると、個人で意識しても、抗いきれず、心は荒むものです。**

また、現実的な問題に直面してストレスを感じ不安になっているとき、スマホを触ると心が落ち着き、楽になることもあるでしょう。しかし、現実に戻るとストレスを感じて不安になり、またスマホをいじるというサイクルに陥り、このサイクルがどんどんはやまっていきます。そして、スマホを触っていないと楽にならない、楽になりたいからスマホを触りたいという形に変わってしまうのです。

スマホには依存性があるので要注意！

スマホは便利だがその裏に危険性も潜んでいる

- スマホやアプリは依存するようにつくられている
- スマホゲームも熱中させ課金させるようにつくられている
- 悪いニュース、刺激的なニュースは気分が落ち込む

スマホ依存に陥ってしまうメカニズム

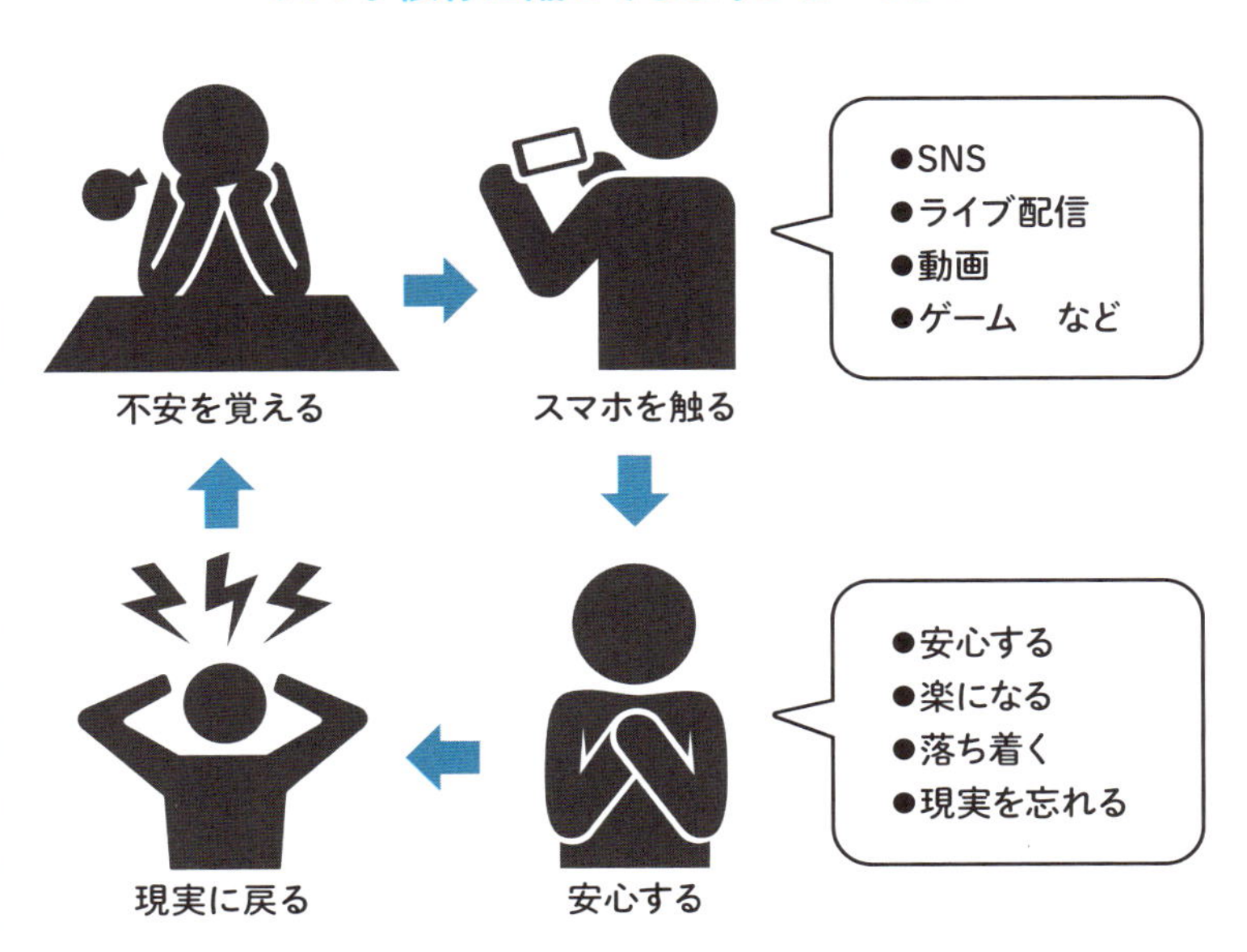

やがて……スマホを触っていないと楽になることができず
現実の生活では常に不安を抱え続けることになってしまう

体にもメンタルにも悪影響を与えるスマホは
できるかぎり触る時間を少なくしたほうがいい！

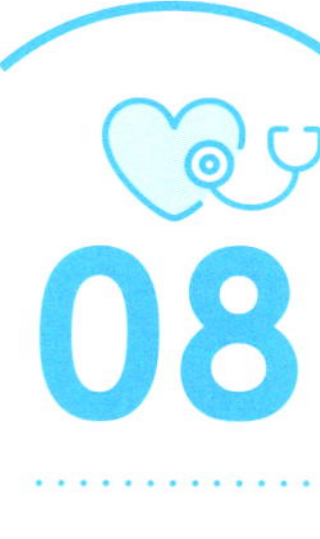

08 心身によくない合法ドラッグ的存在のアルコール

快楽は一瞬、苦しみは一生

仕事を終えたあとの「ちょっと一杯」は、お酒好きの方にはたまらない瞬間でしょう。しかし、**アルコールは合法的なドラッグと精神科医たちには呼ばれているような、心身を崩す危険な存在なのです。**

日本はお酒を飲むことに寛容な文化的背景がありますが、医学の世界ではアルコールは「百害あって一利なし」という考えが一般的です。**お酒を飲むと食道がん、胃がん、大腸がんなどのリスクが高まることが判明していますし、脳や血管にもダメージが蓄積します。**お酒を飲むと気分がよくなり、リラックスした気持ちになれますが、それは一時的なものです。お酒を飲む方はできるかぎり機会と量を減らし、飲まない方は今後も飲まないことを推奨します。

また、パチンコ・パチスロや競馬、競輪などの**公営ギャンブルも依存性が高く危険です。**パチンコ店は身近にあり、公営ギャンブルはネットで投票できるため、誰でもかんたんに手を出すことができます。ギャンブルは、当たればお金が増えるという現実的なメリットよりも、**ドーパミンという脳内物質が放出されることを求めて、人はハマってしまうのです。**ドーパミンによる快感や、その瞬間だけは不安や悩みから解放されるので、人は依存するのです。

しかし、ギャンブルにハマるとお金の問題に直面します。本人のみならず、友人や家族を巻き込み、全員の人生を壊すことさえあるのです。

お酒は危険な“キング・オブ・ドラッグ”

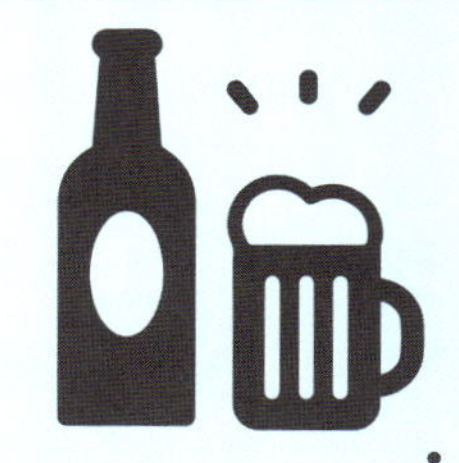

お酒は依存性のある合法ドラッグの一種

- どこでも売っていて手軽に手に入る
- 20歳以上の飲酒は合法で罪悪感がない
- コミュニケーションツールとして許容されている
- 依存しやすい

アルコールの危険性

- 神経の働きを沈静化させ理性を抑えるため衝動や感情を抑えることができなくなる（脱抑制）
- 急性中毒で死んでしまう可能性がある
- 長期的には肝臓、膵臓、脳、血管にダメージ

ギャンブルはハマると身を滅ぼす娯楽

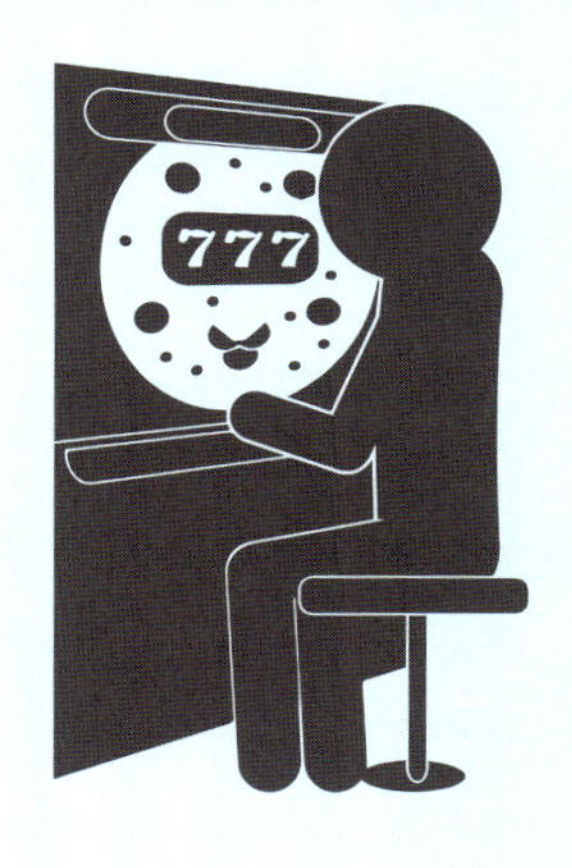

ギャンブルのハードルが低い日本

- パチンコ店や公営ギャンブルが身近にある
- 20歳以上は合法のため罪悪感がない
- かんたんにお金が増える可能性がある
- 興奮と快感があるため依存しやすい

ギャンブルの危険性

- 脳内のドーパミンが活性化され快感を得るためやめられなくなってしまう
- 借金など金銭トラブルを抱えてしまう
- 嘘をつく、衝動的、暴力的、無気力になる

「お酒はリラックスできるから健康によい」は嘘
不眠、うつ、認知症、依存症のリスクが高まる危険なもの

09

ただ目を閉じて呼吸をするだけでもマインドフルネスになる

難しく考えず、とりあえず目を閉じる

近年、心身を整える手法として注目を浴びている「マインドフルネス」とは、わかりやすく言えば、瞑想やヨガのことです。やり方は、まずはゆっくりと呼吸をし、その呼吸に意識を集中することからはじめるのがよいでしょう。呼吸に集中しようとしても、人は仕事のこと、家族や友人のことなど、さまざまな雑念が浮かんできます。そうした雑念のひとつに、いつしか心がとらわれ、頭のなかがそのことを考えるようになり、呼吸に集中するのを忘れてしまいます。そのことに気づいたら、ふたたび呼吸に集中するように気持ちを切り替えます。集中できたとしても、ふたたびさまざまな雑念が浮かび、それを振り払って……ということをくり返していきます。こうしたサイクルをくり返す、この時間が大切なのです。その時間を体験したあと、**心がリラックスし、脳が休まっているのを実感できていれば、成功です。**

もうひとつの効果として、脳のデフォルト・モード・ネットワークがオンになることがあります。さまざまな考えが浮かんでは消え、浮かんでは消えをくり返すことで、脳が無意識的に記憶の整理を勝手にしてくれるのです。このような時間を通じて知識が深まり、頭でわかっていても感情的に腑に落ちなかったことが、落ちていくようになります。

まずは、やり方にこだわらず、どんな形でもよいのでマインドフルネスをはじめてみてください。

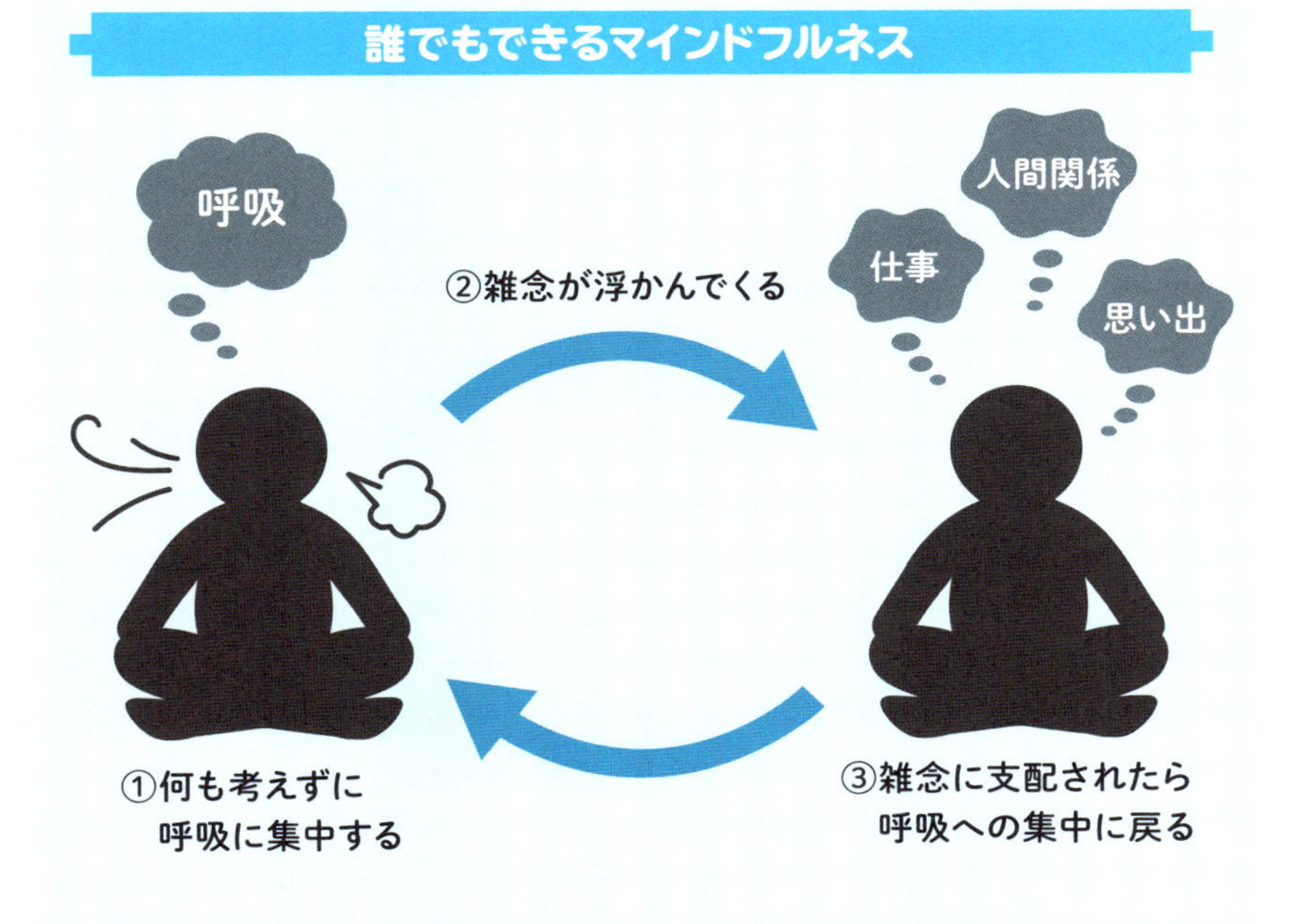
誰でもできるマインドフルネス
呼吸
人間関係
仕事
思い出
②雑念が浮かんでくる
①何も考えずに
呼吸に集中する
③雑念に支配されたら
呼吸への集中に戻る

あまり難しく考えずに①～③を繰り返す

どういうやり方が合うのかは人によって違うので
形にこだわらず自分がやりやすい方法でやればよい

- 目は閉じても、閉じなくてもOK
- 座り方は自由
- へその下あたりに手を重ねると姿勢が安定する

やり方によって大きな差はでないが
やるかやらないかでは大きく違う

10 誰でもいいから信頼できる人をひとり探す

人間はひとりでは生きていけない

メンタルを整えるためには、**他者とのコミュニケーションもとても重要です。**自律神経などの体のリズムは会話などの交流を通じて、相手と同期するようにできています。もし自分のリズムが乱れているなら、正しいリズムをもつ相手と会話をすることで、正しいリズムを取り戻すことができます。群れのなかで生きてきた人間という動物は、群れの力をそのようにも利用してきたのです。

なかには、「ひとりのほうが好きだ」「煩わしい人間関係が少なければ少ないほどよい」と言う人もいます。対人トラブルで疲弊した人にとって、短期的にはそれでよいのかもしれません。しかし、無人島でのバカンスのようなもので、最初のうちはリラックスできても、数日経てば心身のバランスを崩してしまいます。ですから、どうにかして**親しい人をつくり、その人らと会話をする時間を1日10分**でもよいので、もてるようにしましょう。

親しい人というのは、互いに尊重し合い、敬意をもてる相手のことです。そのうえで、十分な時間を共有し、正直な意見を交わし、相手のことを理解できていることも重要です。そして、職場や学校、友人、オンライン、趣味の集まりなど、いくつかの場面で親しい人がいて心地よい人間関係をつくることを目指しましょう。心地よい時間を過ごすことで、私たちのメンタルは健康を保ちやすくなるのです。

相手に対して深い敬意を払うことが大切

正しい人間関係

互いに尊重し合う

- 相手に対して敬意を払う
- 相手の話をきちんと聞く
- 十分な時間を共有する
- 相手に対する寛容性を持つ

正直な意見を交わす

- 正直に今の自分の気持ちや感情を伝える
- 嘘をつかない

正しい知識を身につける

- 精神疾患について知る
- 多様性がある教育を受ける
- 多様な価値観や考えを持つ人たちと交流する

正しい知識を身につけることで
相手を正しく理解することが
できるようになる

家族、職場、学校、オンライン、趣味の仲間など
いくつかの場所で信頼できる人たちと
心地よい人間関係をつくることが重要

人間関係がよくないと
心身の健康を保つことはできない

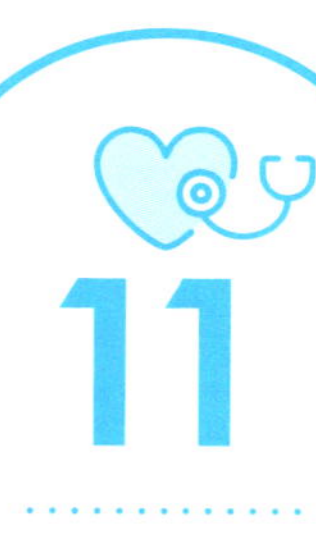

11 自分と他人を一緒にしない 自分は自分で他人は他人

互いの領域を尊重する

自分と他人の間には、しっかり「境界線」を引くべきです。個人には守られるべきプライバシーがあり、大切な思い出や信念などを保存できるような、守られるべき場所があります。物理的な境界として、他人が侵入すると不快に感じる空間である「パーソナルスペース」というものがありますが、心のなかにもそのようなスペースが存在するのです。

そして、それぞれの領域に対して、お互いに敬意を払って尊重しなければなりません。そのための境界線です

かんたんに言えば、**相手のプライバシーに関すること、相手が大事にしているもの、相手の気持ちというものを大事にしなければいけないということです。**逆に相手もこちら側の心の領域に対して、同様に扱わなければなりません。決して、相手との間に心の壁をつくって入れさせないのではありません。

というのは、自分と他人を一緒にしない境界があいまいになってしまうと、自分の領域に相手を侵入させてしまう、自分から相手の領域に侵入してしまうことになり、結果、相手に対して奉仕しすぎてしまう、逆に支配してしまうことがあります。相手の問題と自分の問題の区別がつかなくなり、いらぬ苦労を買うこともあります。**きちんと自他の境界線を引いて、相手の問題に引っ張られすぎないことも重要なのです。**

人間にはそれぞれ異なる価値観がある

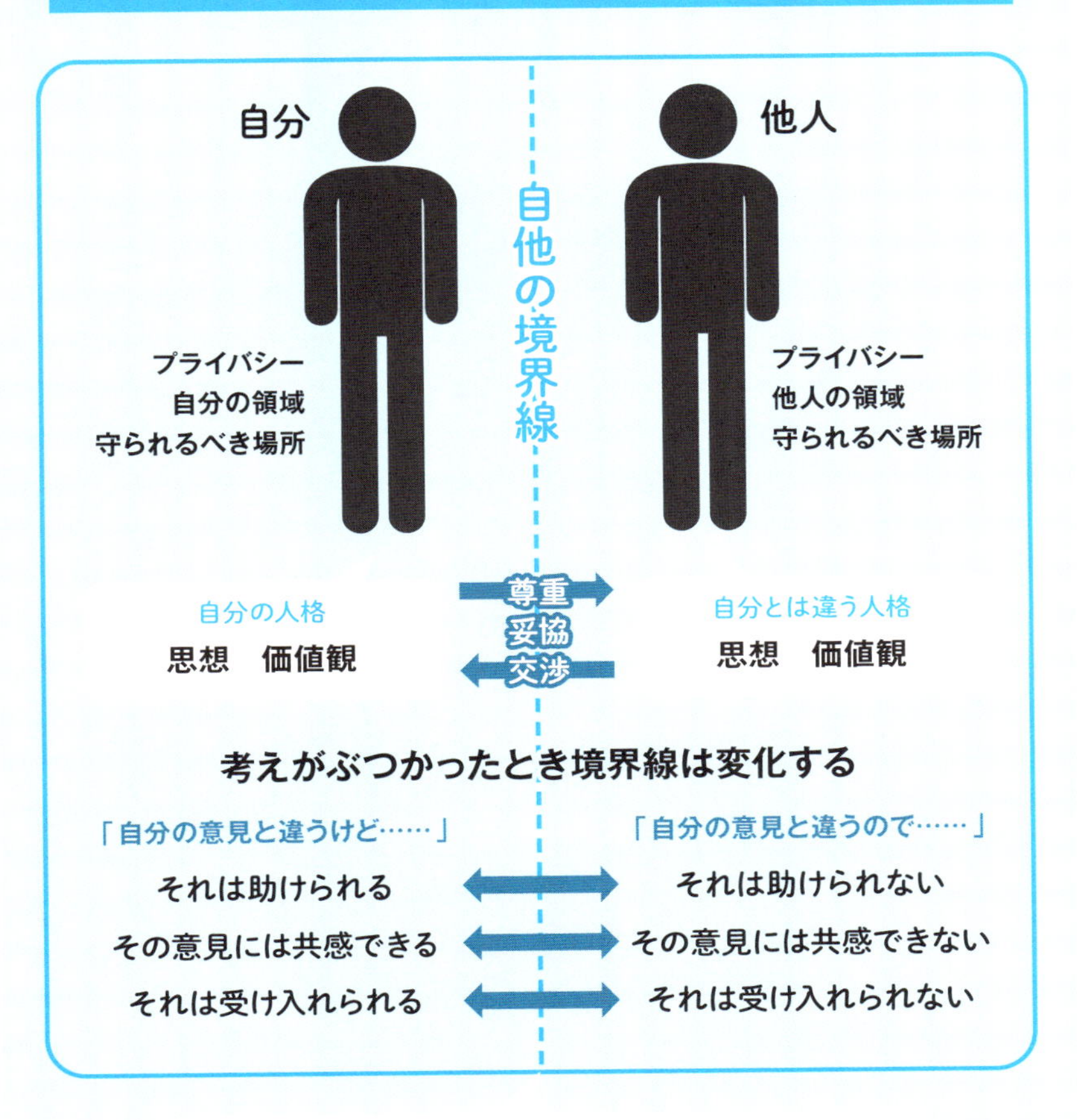

境界線をしっかり意識しないと
自分と相手の区別を忘れてしまう

「自分と他人は違う」ということを
しっかり意識しよう

12 セルフモニタリングで自分の不調に気づく

自分を助けるのは自分

「セルフモニタリング」というのは、今の自分の心と体や状態についてチェックして把握することです。まず、「自分はどれくらい脳の疲労が溜まっているのか？」について、チェックするのが最初のステップです。ただし、脳の疲労は気づきにくいという問題があるため（12ページ参照）、最近涙もろい、イライラする、眠れない、肩が痛むといった間接的な症状（左図参照）から脳の疲労を推測します。

次のステップは、「自分はどんな問題や課題を抱えているのか？」をチェックしていきます。仕事の問題、家庭の問題、友人、恋人の問題など、自分が抱えている問題（左図参照）を整理してリスト化していきます。ただし、ひとりで整理するのは難しいのも事実です。どうしても自分の問題に向き合えないという方は、専門家に頼むことも考えましょう。

そして、最後が「解決を優先すべき問題は何か？」を考えます。抱えている問題を同時にすべて解決できればよいのですが、それは不可能です。そこで、**優先順位をつけてどの問題を解決するのか、どの問題は解決せずに置いておくのかを決定することが重要になります。**

このセルフモニタリングには理解度によってレベルがあります（左図参照）。レベル2～3の人がほとんどですので、できればレベル4の「習慣化」まで上げられようにしてください。

セルフモニタリングのチェック項目

①疲労　自分はどれくらい脳の疲労が溜まっているのか？

- 涙もろい
- 不安を感じやすい
- イライラする
- 眠れない
- 肩が痛む
- 下痢が多い

➡ **脳の疲労で現れるサインを書き出す**

②問題　自分はどんな問題やどんな課題を抱えているのか？

- 仕事の問題
- 恋人の問題
- 学びの問題
- 家庭の問題
- お金の問題
- 健康の問題
- 友人の問題
- 趣味の問題

➡ **抱えている問題を整理してリスト化**

③目標・目的　解決を優先すべき問題は何か？

- 自分の目標や目的を定める
- 目標や目的の達成のために優先して解決する問題は何かを決める

➡ **何をすべきかを決定する**

セルフモニタリングの理解度

レベル1	誤解	自分の甘え、努力不足が問題の原因と考えている人
レベル2	認識	心の問題は脳の現象だとぼんやりと認識している人
レベル3	基本的な理解	やったほうがよいことを試みるが、常にはできない人
レベル4	習慣化	今の自分がどんな状況にあるかがわかる人
レベル5	マスター	常に疲労状態、問題、すべきことを理解している人

13 人生は一度きり 失敗は引きずるだけ無駄

悩みを解決しながら大人になる

人間は生まれたら、いつか必ず死にます。当たり前のことですが、意外とこの事実を人は忘れてしまっています。そして、**人の一生には年齢ごとにライフステージがあり、そのときどきでさまざまな課題や問題に直面し、それを解決しながら次のステージへと進んでいきます。**

たとえば、10代から20代にかけての時期は思春期にあたり、他者への関心が高まることで、競争心、劣等感、孤独感などが強くなるほか、ドーパミンに支配されやすい特徴もあり、過激なことをして社会や親などに反発します。同時に自ら考え、行動することを覚える時期でもあり、20代と年齢を重ねるにつれ、自立する範囲が増えていきます。

30〜40代になると、感情に支配される、社会に反発することは減り、自分が責任をもって、仕事や子育てなどをする時期になります。そして、50〜60代は自分自身の老いに加え、会社での立場、部下への責任、家族や親の介護の問題といった具合に、年代ごとにまったく違う課題や問題に直面します。

つまり、**10代で悩んでいることを30代で悩んでいる人はあまりいません**し、失敗を引きずっても仕方がないのです。そもそも、すべての問題を解決することはできません。それでも「PDCAサイクル（左図参照）」を利用し、**目の前の問題を少しずつ解決し続ければ、自ずと明るい人生につながります。**

自立する範囲が増えると悩みも増える

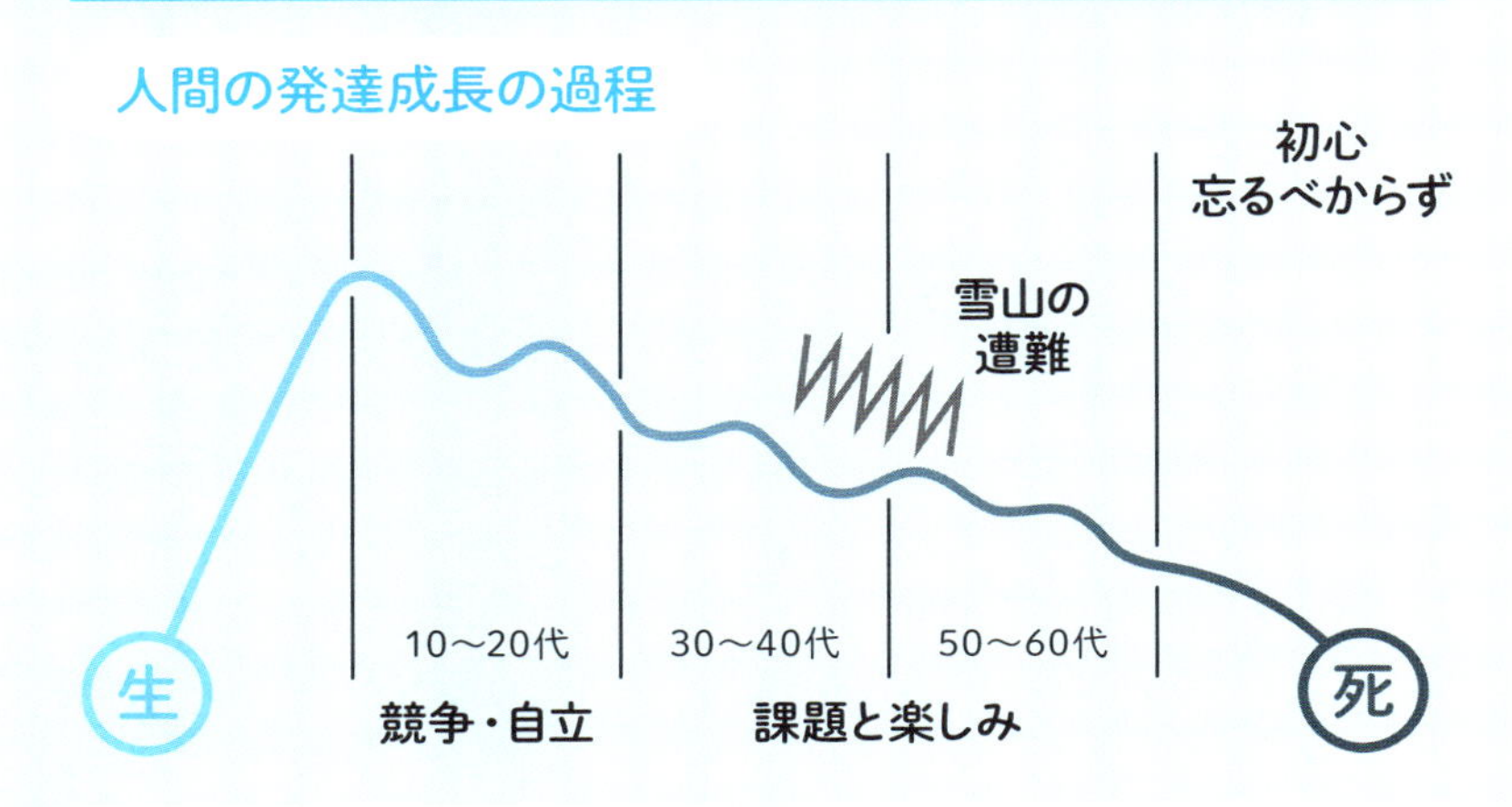

雪山の遭難

精神疾患の患者は、道を見失った雪山の遭難者のようなもの。レスキュー隊である医師は、患者の現状を正確に把握して、鼓舞しながら下山していくルートをともに歩み続ける。

初心忘るべからず

ライフステージが切り替われば、誰もが新しいステージでは初心者になる。前のライフステージの悩みや問題、失敗を引きずることなく、新しい気持ちで挑めばいい。

目の前の問題を少しずつ解決し続けるのが「人生」

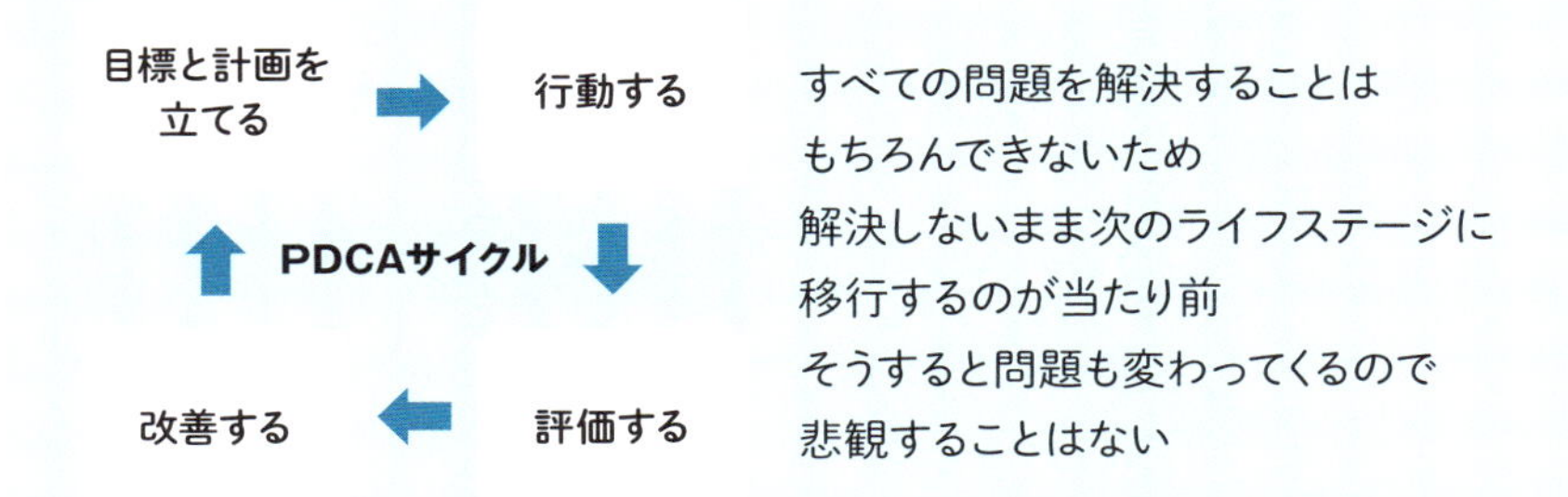

すべての問題を解決することは
もちろんできないため
解決しないまま次のライフステージに
移行するのが当たり前
そうすると問題も変わってくるので
悲観することはない

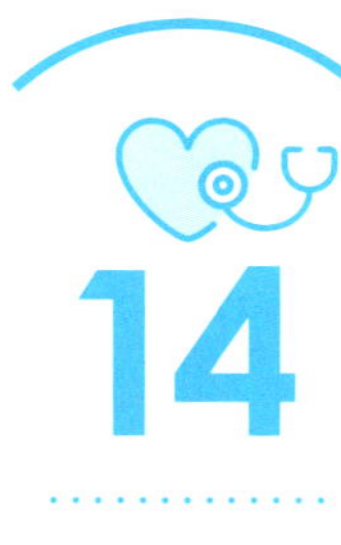

14 脳内に尊敬できる人を召喚する

内なる他者との対話が重要

さまざまな悩みや問題、課題に直面したとき、自分の心のなかの「メンター（指導者、助言者）」の存在が重要です。メンターは歴史上の偉人でも、身近な先輩や家族でもかまいません。**自分が尊敬する人に心のなかに住んでもらいましょう。**映画スターウォーズのヨーダを思い浮かべるとわかりやすいと思います。

そういう人を複数もち内的な対話をすることが大切で「メンターならどうするだろうか？」と想像したり、会話したりすることで答えを引き出したほうが、自分ひとりで考えるよりもよいのです。そうして、自分の意見をまとめ成長すること、自分のちっぽけさや社会との一体感を知ることが重要なのです。

前述したように、私たちの心が安定するためには、他者の存在は不可欠です。とくに心のなかにいる他者が自分に対して協力的であるということは、とても大事です。全員が協力的である必要はなく、批判や意地悪なことをしてくる他者がいてもよいのですが、すべて敵のような状況は苦しいでしょう。

また、**道徳的で礼儀正しく、その文化のなかで模範的と言われている人物をマネすることが、生きやすさの近道になります。**なぜなら、その人物には、長い歴史のなかで培われてきた、生きる知恵とも呼ぶべき、言語化しきれないほど豊富なノウハウが詰め込まれているからです。

自分が尊敬する人ならどうするかを考える

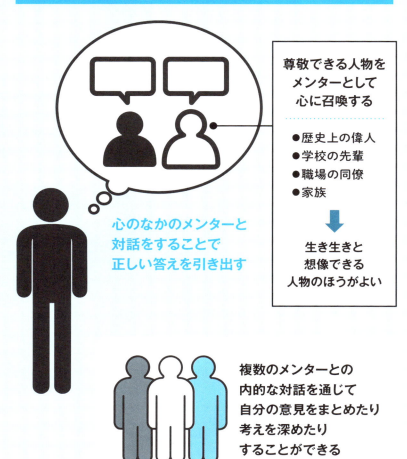

道徳的な人、礼儀正しい人をマネることが生きやすさにつながる

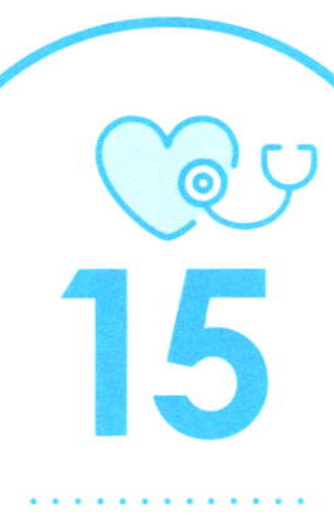

15 人生の問題のほとんどに〝正解〟は存在しない

はひとりの若者がいる状況で、あなたはどちらの進路を選択しますか？」という哲学的な思考実験です。どちらの選択肢にもメリット、デメリットがあり、絶対的な正解が存在しない状況ですが、人生にはどちらかを選ばねばならない場面に遭遇します。

ループ構造というのは、新しい仕事を見つけられない↓ひきこもる↓ひきこもるから落ち込む↓落ち込んでいるから、仕事が見つからない……といったように、問題の原因と結果がつながり、負のループ構造になっている状態です。どこかで決断してループを断ち切らないかぎり、問題は解決しません。

このように、人生の問題の多くは、正解がない状態で決断を迫られるものばかりです。迷い続けても仕方がなく、どこかで決断するしかないのです。

悩みを断ち切るには決断するしかない

頭のなかが整理されず、乱れたままだと心身は休まりません。まずは、**自分の抱えている問題や課題を分類して整理しましょう。**問題を分類、整理する際は「ピラミッド構造」などを用いて、論理的に整理していきます。どこから手をつけてよいかわからない場合は、「人生における重要な7つの領域（左図参照）」の表をつくって、書き出すことで整理できます。こうして整理していくと、**いずれ「トロッコ問題」や「ループ構造」にたどり着きます。**

トロッコ問題とは、「ブレーキの効かないトロッコに乗っていた場合、片方には5人の老人、片方に

頭のなかを論理的に整理する方法

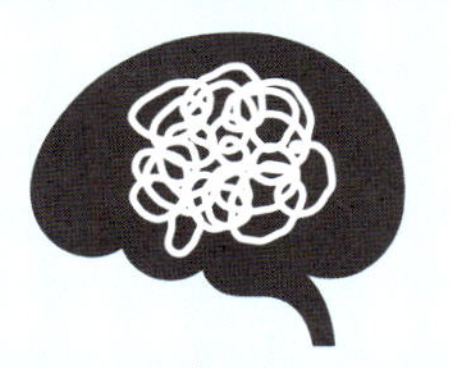

頭のなかが乱れていると
心身は休まらない

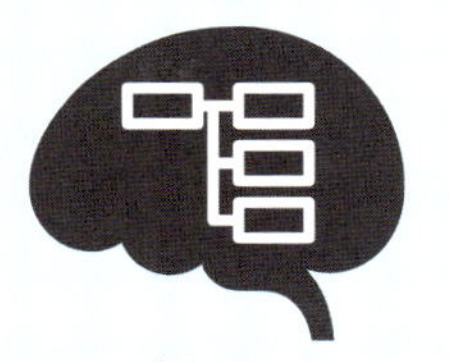

頭のなかが整理されていると
心身を休めることできる

問題を分類、整理する際はロジカルに整理していく

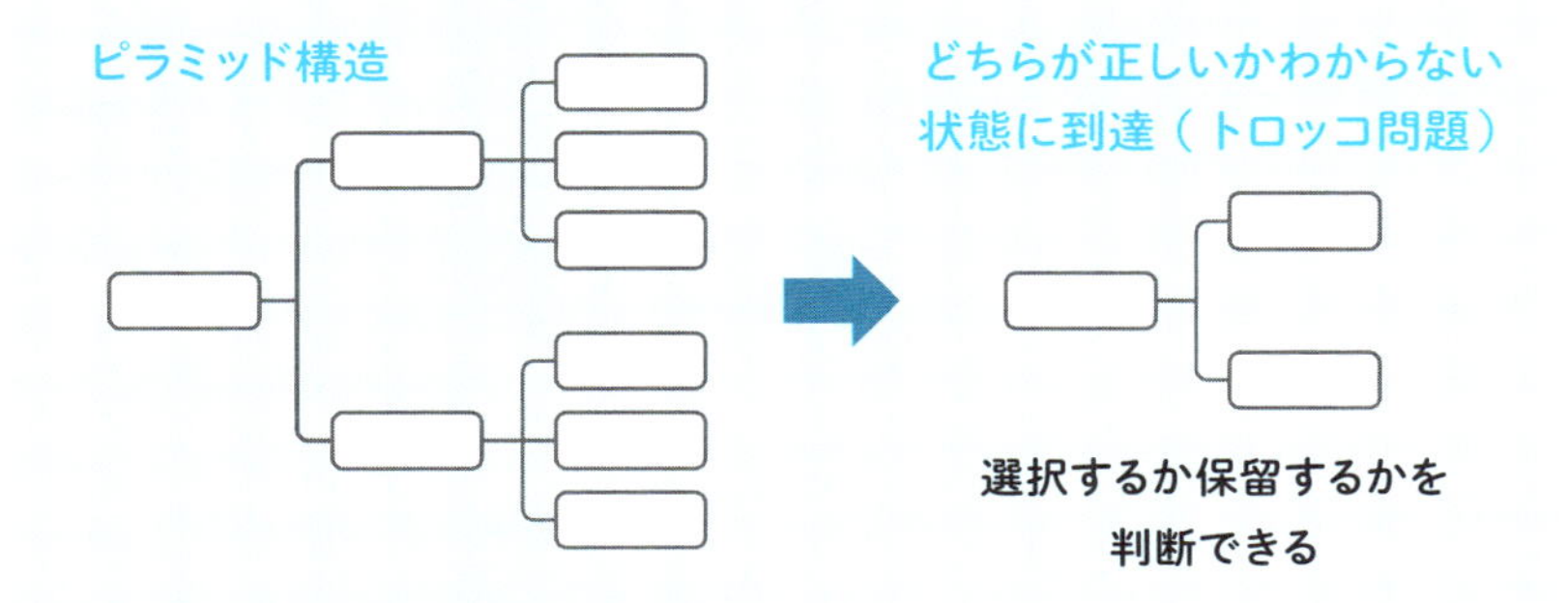
ピラミッド構造
どちらが正しいかわからない
状態に到達（トロッコ問題）
選択するか保留するかを
判断できる

どこから手をつけていいかわからない場合は
「人生で重要な7つのこと」について、
今の状態・問題点・どうありたいかをまず書き出してみる

領域	今の状態	問題点	どうありたいのか
健康	例：疲れがとれない	仕事に集中できない	睡眠の質を上げたい
家族	………	………	………
パートナー・友人	………	………	………
仕事	………	………	………
お金	………	………	………
教養・成長	………	………	………
趣味・娯楽	………	………	………

16 知識を増やせば視野が広がる

先人たちの知識を学ぶことが大切

人間の認知というものは知識や経験に基づいています。かんたんに言うと、私たちは知っているものしか見えず、知らないものは見えません。

たとえば、だまし絵がよい例です。左ページの絵を見て、みなさんはどんな絵に見えたでしょうか？答えを知らない方、だまし絵の見方を知らない方は、「黒い壺」の絵だけが見えたと思います。しかし、答えを知っている方、だまし絵の見方を知っている方は、「黒い壺」と「水色の顔」のふたつの絵が見えたはずです。知識を得ることで、世界の見え方が変わる、よい例です。

知識の有無だけでなく、感情などさまざまな要素が重なって、私たちは世界を見ています。〝あるがまま〟を見るのではなく、主観というフィルター越しに見ています。もし「認知の歪み」と呼ばれるような、自分を苦しめるようなフィルター越しに世界を見ているとすれば、些細なトラブルにも一喜一憂し、あなたの人生は暗いものになるでしょう。

しかし、**知識を増やして世界の見え方を変えてゆけば、人生を変えることができます。**苦しい人生を楽なものに変える知識を身につけるべきであり、そうした知識は先人たちがたくさん発見しています。古典的に正しく、**現代精神医学や心理学と矛盾しない知識を身につけることが重要**で、それらを学ぶことで世界の見え方が変わり、人生も変わるのです。

世界観そのものを変える方法

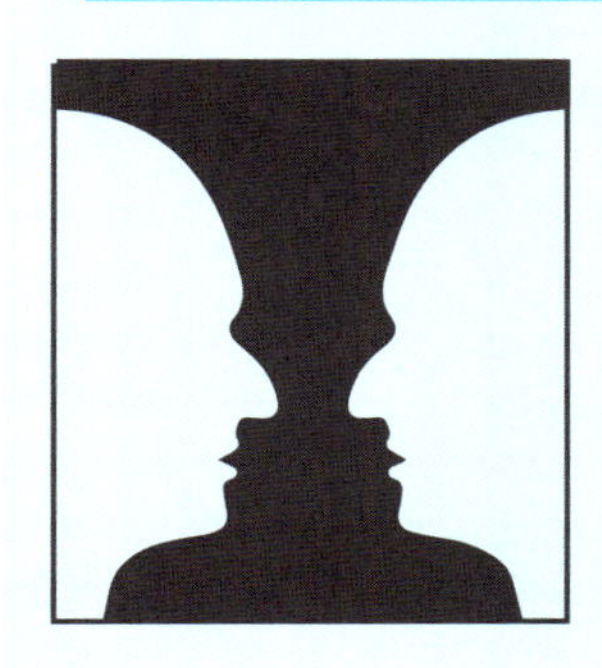

人間は知っているものしか見えない

●**知らないと見えない**
左の絵は「壺の絵」としか認識できない

●**知ったら見える**
左の絵の水色の部分には向き合った顔がある
と知ることで、同じ絵でも見え方が変わる

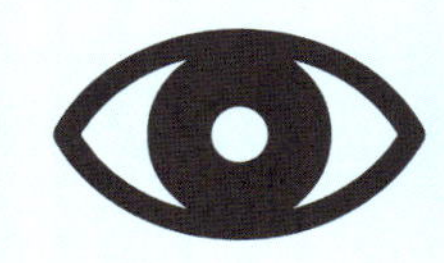

人間は知っているものに基づいて
世界を見ていると同時に
自分の見たいように主観的に世界を見ている

いろいろなことを学ぶのはとても重要！

- 社会情勢
- 一般教養
- 心理学的な知識
- 人間関係の知識　など

知識が増えれば世界の見え方そのものが変わる

正しい知識を増やして世界観そのものを変えれば
誰もが幸せな人生を歩むことができる

17

気をまぎらわすためだけのポジティブ思考はいらない

安易なポジティブ思考はごまかし

ポジティブ思考とネガティブ思考の例として、「コップの水」の話がよく使われます。水が半分入っているコップを見て「これだけしかない」と思うのがネガティブ思考、「こんなにもあるのか」と思うのがポジティブ思考というものです。そして、**「ポジティブ思考に変えたほうがよい」という結論をよく見聞きするのですが、精神科医はそう答えません。**

前ページで解説したように、私たちはあるがままの世界を見ているわけではなく、フィルター越しにものを見ています。どちらの思考法も主観的なフィルターのひとつでしかなく、事実を正確にとらえることができていません。「コップに水は200ccある」と客観的にとらえるべきであり、人生の問題に直面したときも、あるがままの事実を客観的にとらえることがまずは必要です。**ネガティブに感じたものをポジティブにとらえようとするのは、一瞬それで問題が解決したように感じますが、実際はごまかしているだけで解決したことにはなりません。**そうではなく、「水は200ccある」というあるがままを見て、そのうえで「それでは、どうしようか？」と解決に向けて考えるのが正しいのです。

「バイアスを排除する」「理性を重視する」「ルールや習慣、常識に縛られない」が基本であり、そのうえで、少し楽観性を足すのが、精神科医のスタンスかなと思います。

本当のポジティブ思考とは？

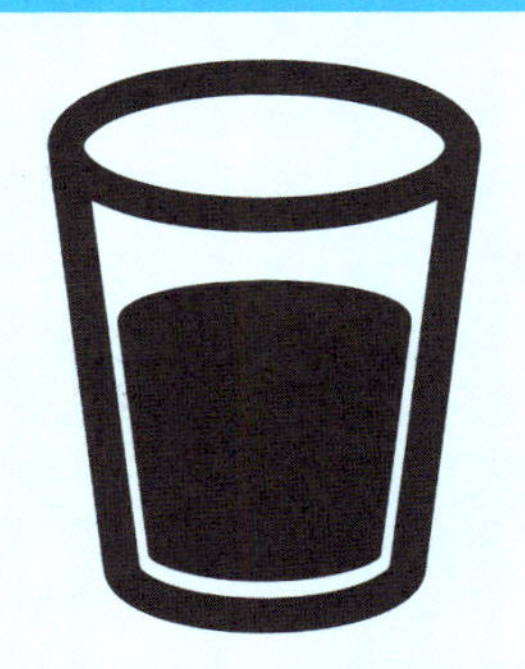

コップ半分の水に対して……

「こんなにある！」と考える
→ポジティブ思考

「これしかない……」と考える
→ネガティブ思考

ポジティブ思考の方がメンタルにはよいと言われているが……
実はどちらの考え方も間違っている！

まず、あるがままを見て「コップに水が200ccある」と
客観的にとらえるのが正しい考え方
そのうえで「それでは、どうしようか？」と主観で考えていく

考え方には一定のルールや知識が必要

- さまざまなバイアスに注意する（単純思考、白黒思考など）
- 本能に従わず、理性を重視する
- ルールや習慣、常識に縛られない

理性的に考えたうえで最後は「楽観的に考える」
これが本当の意味での「ポジティブ思考」

主観的なものを一度客観視して
ポジティブなものに切り替えていくことが大事

18

感情に配支されないメンタルが「疲れにくい考え方」

考え方を変えるのはかんたんではない

うつ病は脳疲労の蓄積で発症するものと考えられるようになってきていますが、**うつ病になる人たちは、ストレスが溜まりやすい「疲れやすい考え方」をしていることが多いです。**うつ病にならないためにも、みなさんは「疲れにくい考え方」をすることが大事だと思います。

疲れにくい考え方を身につけ、脳を適切に休ませましょう。これまで解説してきたように、まずはしっかり体を整えつつ、脳を休ませましょう。知識を増やし、記憶や経験を整理し、脳を成長させましょう。そして、物事を客観視し、悩みごとを解決していきましょう。

これらは、たとえ正論であっても、すぐに納得できるものではありません。自分の弱さや考え方を変えなければならないという事実を受け入れる前に、人間は否定したり、怒ったり、悲しんだりするものです。このような心理的葛藤を「抵抗」と呼び、その抵抗を乗り越えてようやく腹落ちするものであって、すぐに納得できる人はいません。がんの診断を受けたときと同じで、動揺せずに受け入れられる人はいないでしょう(私もそうです)。

人間は急に変えることはできないので、少しずつ変えていきましょう。そうすると、その変化が積み重なり、あるときポンと大きく変わる瞬間が訪れるのです。

「疲れやすい考え方」と「疲れにくい考え方」

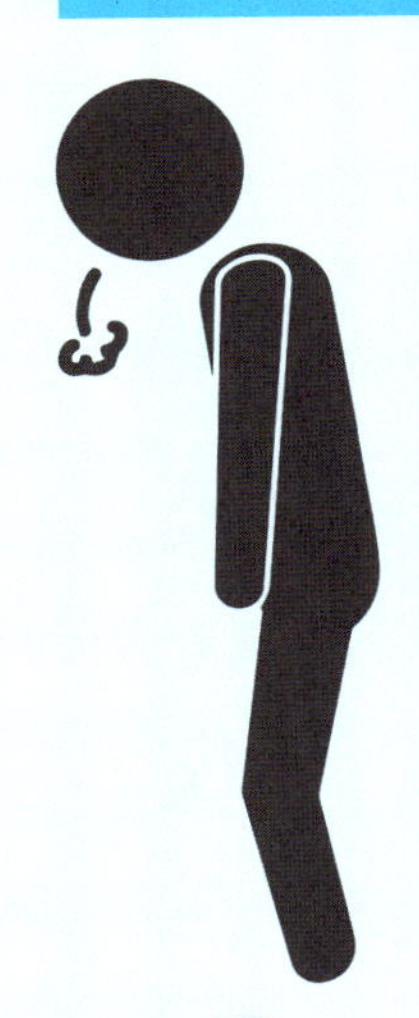

疲れやすい考え方

- 感情に支配される
- 嫉妬や妬みに支配される
- 常識に支配される
- 「〇〇すべき」という「べき思考」
- すべてを2択で考える「白黒思考」
- 用意されたレール任せの「受け身思考」
- 何事も完璧を目指す「完璧主義」
- ひとつの事象を全体のものと捉える「過度な一般化」
- 狭い視野
- 悲観的
- お金を絶対視する「お金教」

新しい考え方に
切り替えていく
必要がある!

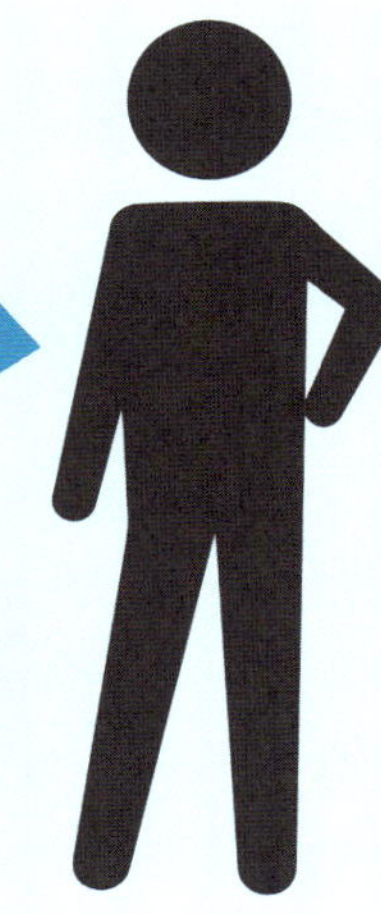

疲れにくい考え方

- 柔軟な思考ができる
- 常識に支配されない
- 多様な価値観を認められる
- しなやかな思考
- 矛盾を抱えられる
- 楽観的
- 好奇心がある
- 学習意欲が高い

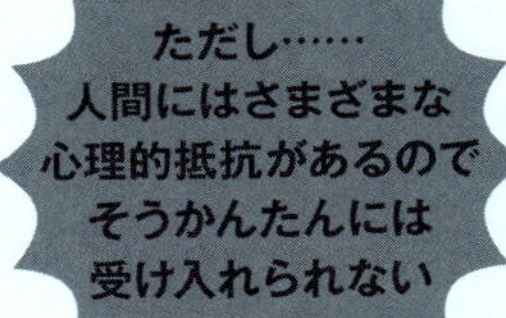

ただし……
人間にはさまざまな
心理的抵抗があるので
そうかんたんには
受け入れられない

**人間は急に変わることはできないので
少しずつ変化していけばよい**

19

自分のダメなところも他人のダメなところも全部許す

たとえば、休日のパートナーが一日中家でゴロゴロしていて何もしてくれない場合、「なんでこの人はこうなんだろう」と否定して怒っていたとします。それをいったん受け入れて「こういう人もいるな」と考え、このことに関しては許すのです。

もともと日本人は、「仕方がない」と考え行動する力、一回あきらめて次に進む力、悩みがあっても行動に移していく力、そうした力をもっています。日本は自然災害が多かったため、解決できないものを受け入れ、不幸な出来事に対して仕方がないと考え、あきらめて次に進むという考え方が根づいているのでしょう。**自分と向き合い、他人と向き合うとき、こうした日本的な美意識、考え方を取り入れることで、心は疲れにくくなっていくはずです。**

あきらめと受け入れが重要

心理的な抵抗を乗り越えて、自分自身を客観視することができるようになると、自分の弱さやダメなところなどがはっきりと見えてきます。そうなったとき大切なのは、**自己否定ではなく、「自分にはそういうところがある」と受け入れて許すことです。**他人に対しても同じです。**葛藤がなくなれば、イライラすることがなくなり、心は楽になります。**

もちろん、今まで受け入れられなかったものを、いきなりすべて受け入れることなどできません。そこで、**全部は無理でも、この部分は受け入れるといったように、少しずつでいいので変えていくのです。**

「あるがまま」を受け入れると楽になる

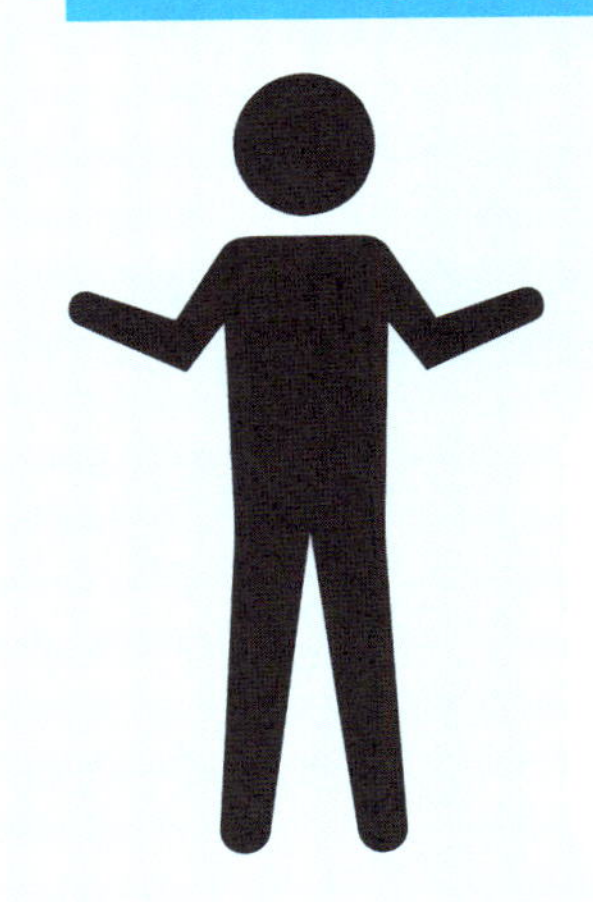

**自分の弱さやダメなところを認め
自分の「あるがまま」を受け入れて
やれることを淡々とやる**

日本の美徳や美意識の中心

- 諦観
- 「仕方がない」と考え、次に行動する
- 解決できないものを受容する

**他人に対しても、その人の「あるがまま」を
受け入れて許容する**

例　休日はゴロゴロしているだけのパートナー

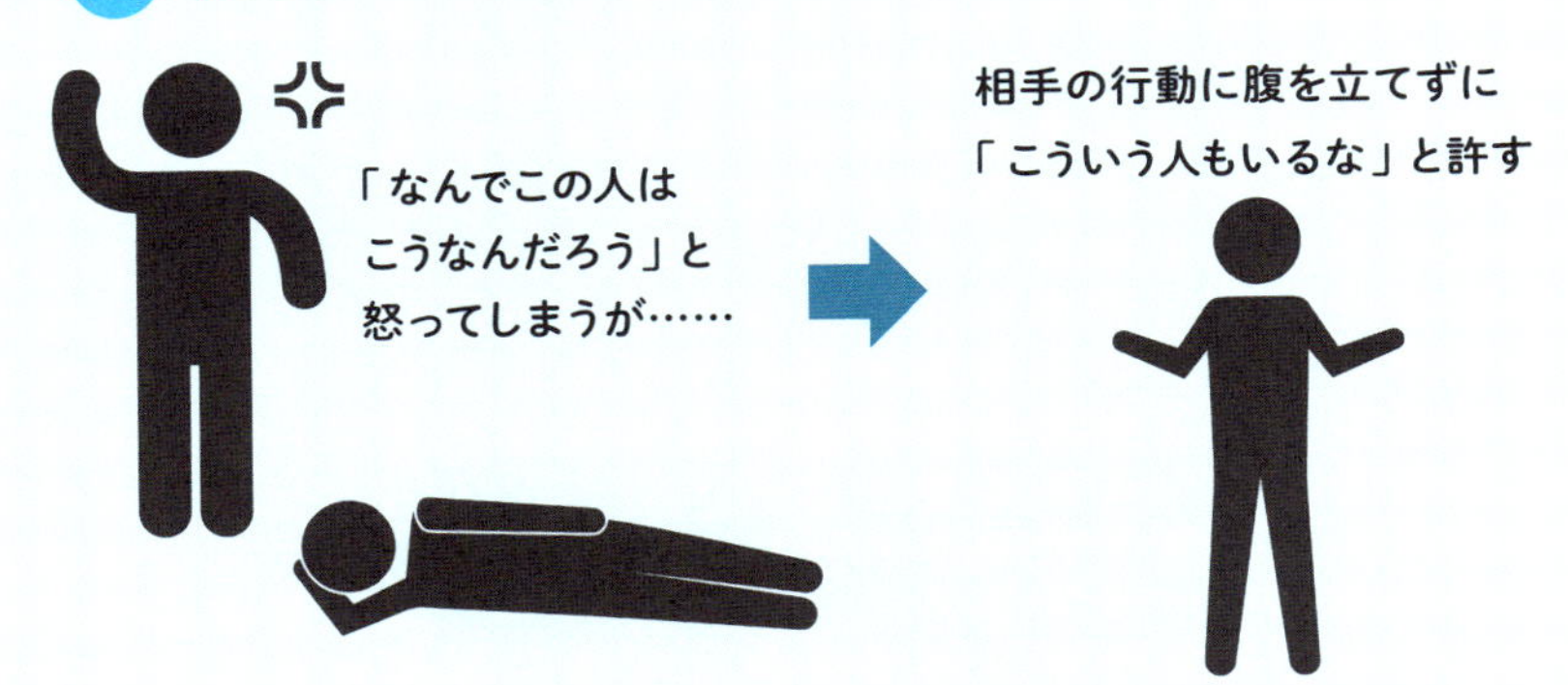

「なんでこの人は
こうなんだろう」と
怒ってしまうが……
相手の行動に腹を立てずに
「こういう人もいるな」と許す

**他人を認めることで自分を認められることも
自分を認めることで他人を認められることもある**

50歳からのメンタルの分かれ道

50代で精神科に通院している方は、たくさんいます。うつ病をはじめ、遅発パラフレニー（中高年で発症する統合失調症の一種）、発達障害、PTSDなど、その症状はさまざまです。

50歳というのは、体力の低下や肥満、メタボ、持病などの体の悩みが増えてきます。また、子育てや親の介護、夫婦仲など家庭の問題、子どもの学費や仕送りなどお金の問題もあります。仕事の面では、責任のあるポジションにいて気苦労が絶えない、逆にキャリアを積めなかったため、なかなか仕事が見つからない、転職できないといったことも少なくありません。友人関係も、お互いナーバスな時期でもあるので悩みごとを相談しにくい。それでも、好きな学問や趣味があれば息抜きになりますが、それがない人のほうが多いのです。そのため、50代でメンタルを病んでしまいがちです。

それでは、50代でメンタルが安定している人はどんな人なのかというと、健康に気を使い「規則正しい生活」をしている人です。1日3食とる、睡眠をしっかりとる、食べすぎない、お酒は飲まない、飲みすぎない、タバコは吸わない。そして、仕事や家庭、お金のことで余計なトラブルがなく、ストレスが少ないということも大切です。そのうえで、いろいろなことを知ったり、いろいろなことを経験していくなかで、一番大事なのは「自分の健康と家族の幸せ」「内的な充実」だということに気づくことができるのかが、その後の人生が充実するか否かの分かれ道となるのです。

第4章

シチュエーション別
どんな悩みも
ちっぽけに感じる
すごい方法

キラキラしている人のSNSがうらやましい

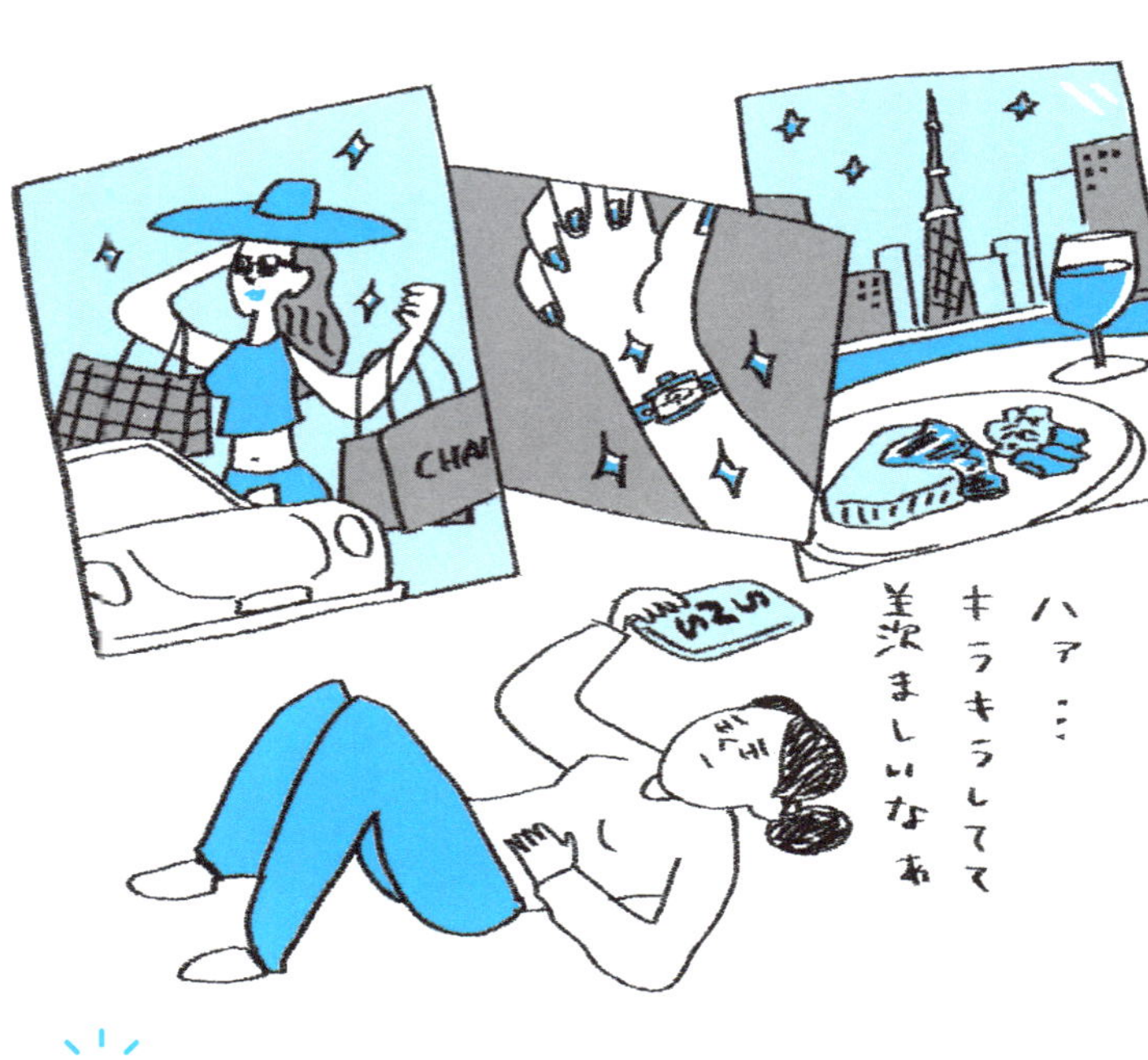

●「ハロー効果」に惑わされない

海外旅行や仲間とのパーティー、豪華な食事など、SNSにはキラキラした人生をおくっていそうな人がたくさんいます。これを見て、なんてうらやましい、それに比べて自分は……と憂うつになる人もいるでしょう。そんな人に知ってほしいのが「ハロー効果」です。これは、ひとつ優れたところがあると、ほかのことも優秀だと思ってしまう現象のこと。この場合は、キラキラしたSNSが「ハロー効果」となり、あたかもその人のすべてが幸せであるかのように錯覚してしまうわけです。そもそもSNSにはよい面だけを投稿しがちですから、「キラキラアピールに必死な人」くらいの距離感で見るのが正解です。

POINT

SNSがキラキラでも、人生すべてが幸せであるとはかぎらない

コメントで容姿のことをいじられた

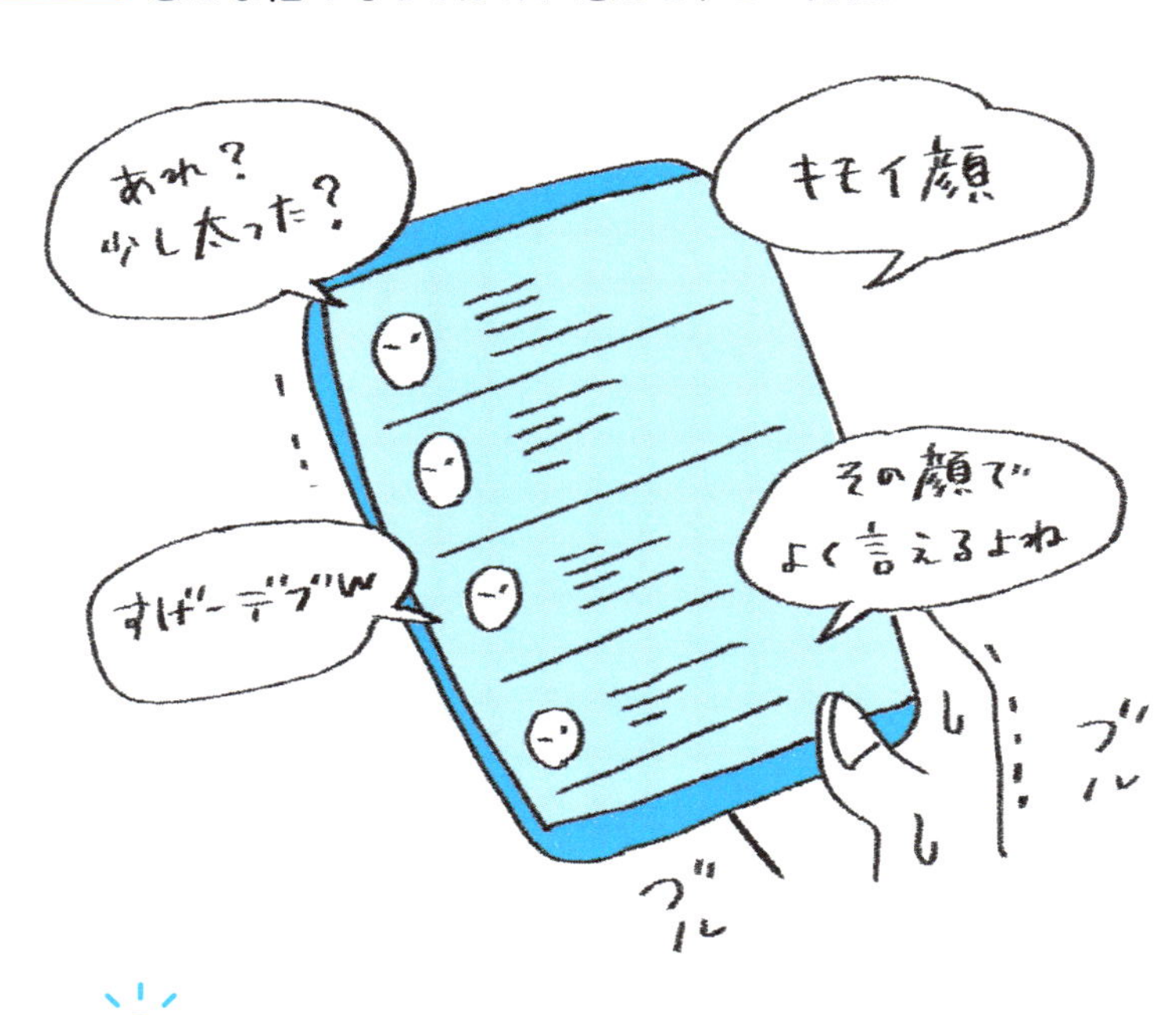
あれ？
少し太った？
キモイ顔
その顔で
よく言えるよね
すげーデブw
ブル
ブル

SNSにはルッキズムがあふれている

SNSに自撮りを投稿したら、ひどいコメントをされた。当然、傷つきますし、ときには自分の存在価値そのものが否定されたような気持ちになることもあるでしょう。ただ、これは物事を過度にとらえたことによる勘違いです。今回で言えばコメントひとつだけで、ひとりだけでなく大勢の人から、外見だけでなく自分の人格すべてを否定された、と勘違いしてしまったのです。これを「過度の一般化」と呼び、自分のことを否定しがちな人にありがちな思考パターンとして、よく知られています。そうやって自分の心理を分析できれば、少しは落ち着いて受け流すことができるのではないでしょうか。

POINT

「過度の一般化」に陥らないよう、冷静に受け流すことが大事！

コメント欄が荒れてしまい収拾がつかない

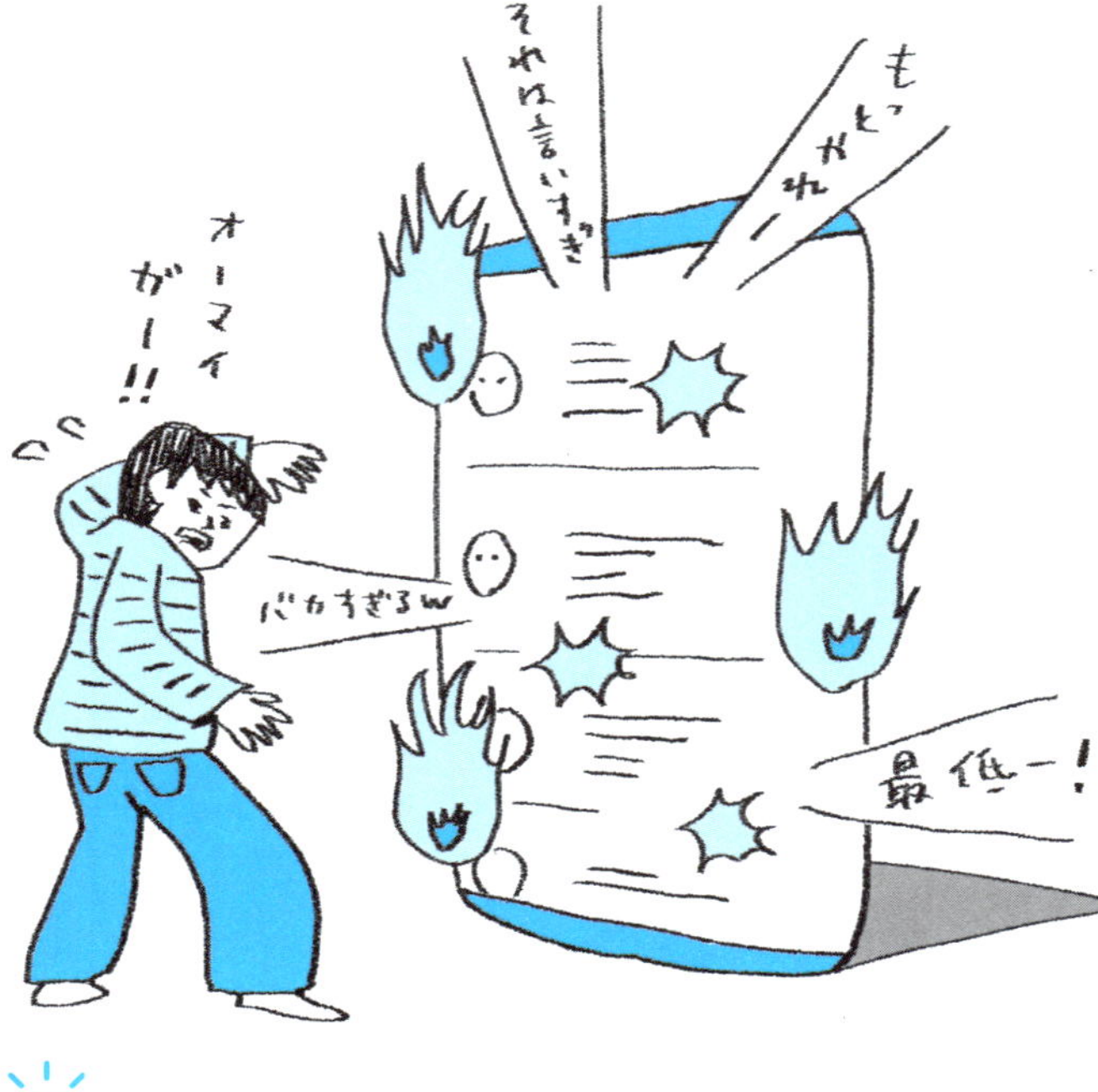
それは言いすぎ
もっとかれ
オーマイガー!!
バカすぎるw
最低ー!

●何がきっかけで炎上するかわからない

バイトテロなどの不適切行為のような投稿が炎上するのは当然ですが、日常の愚痴といった、特段問題なさそうな投稿でも思わぬ形で広まり、なぜか論争が起こるケースというのはけっこうありますね。こうした場合、「自分の投稿でお騒がせをして……」と謝るのもひとつの手ですが、それをきっかけにさらに騒動が拡大することもあるので、どう対処するか悩ましいところです。結局、こうしたときにどう対処すべきかは、専門家を含め、まだ誰にもわかりません。ただ、SNSには「とりあえず文句を言いたいだけ」という人もいますから、そういうこともあると割り切って使うのがよいでしょう。

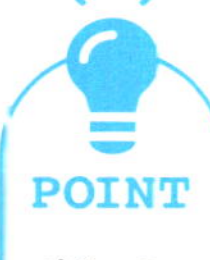

POINT

SNSとはそういうものであると割り切って使うしかない

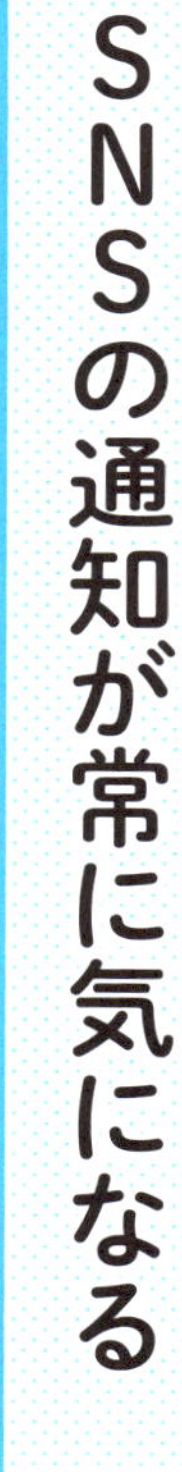

SNSの通知が常に気になる

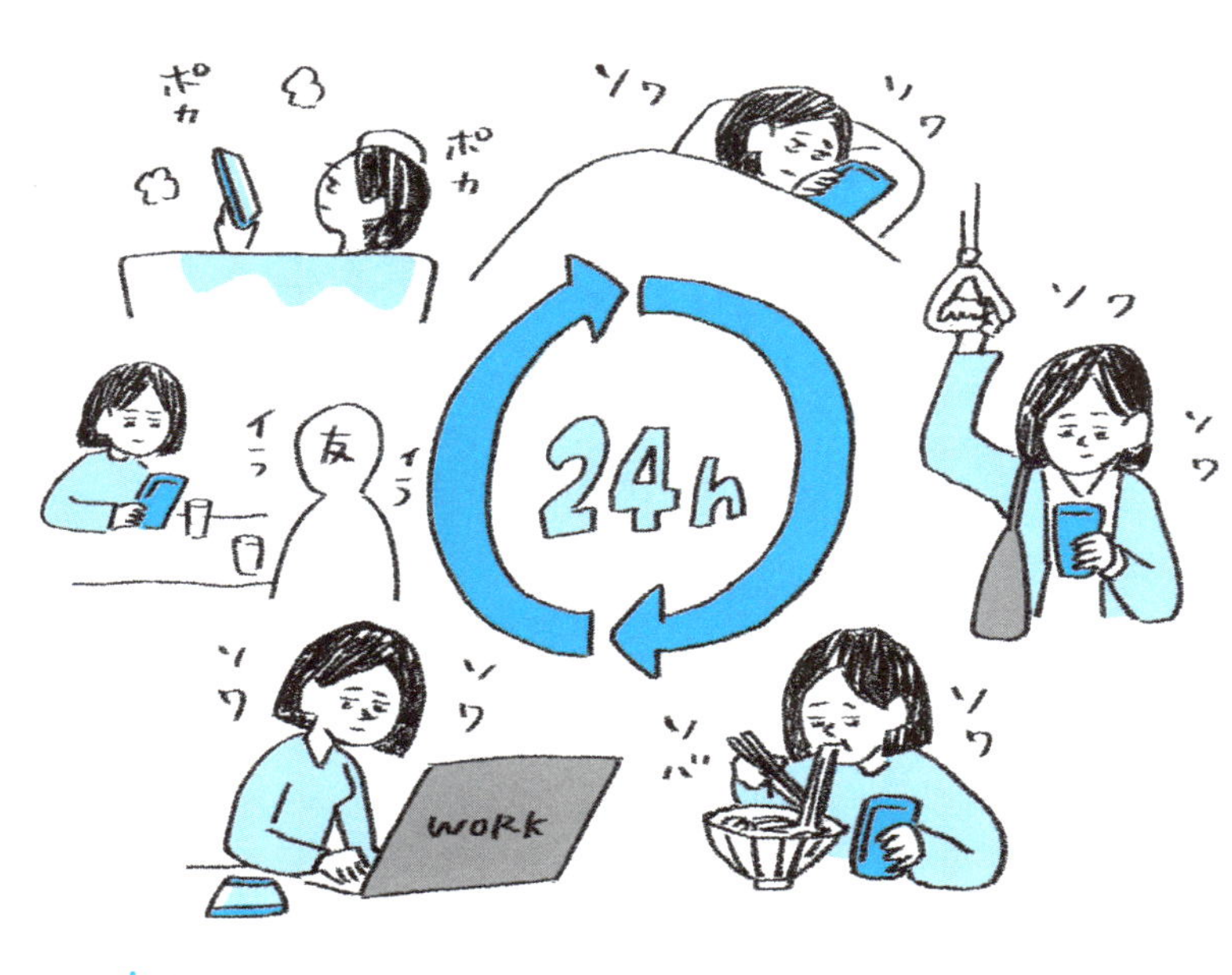

●SNS依存になっていると自覚すべきだ

SNSの通知が気になって、ちょっとでも時間があるとついスマホをチェックしてしまう。休憩中や家にいるときだけならまだしも、SNSのせいで仕事も手につかないとなると、もはや重度の「依存症」と言える状態。この場合はとにかくSNSから距離を置くしかありません。とはいえ、手元にスマホがあるのは、アルコール依存症の人の家にお酒を置くのと同じことなので、これだとやめられるわけがありません。デジタルデトックスとして、触らない時間をつくるのも大事です。たとえば、スマホ目覚ましから、目覚まし時計に切り替えて、枕元にスマホを置くのもやめましょう。

POINT

物理的にSNSを見られなくするのがもっとも効果的！

「そろそろ結婚したら？」と言われる

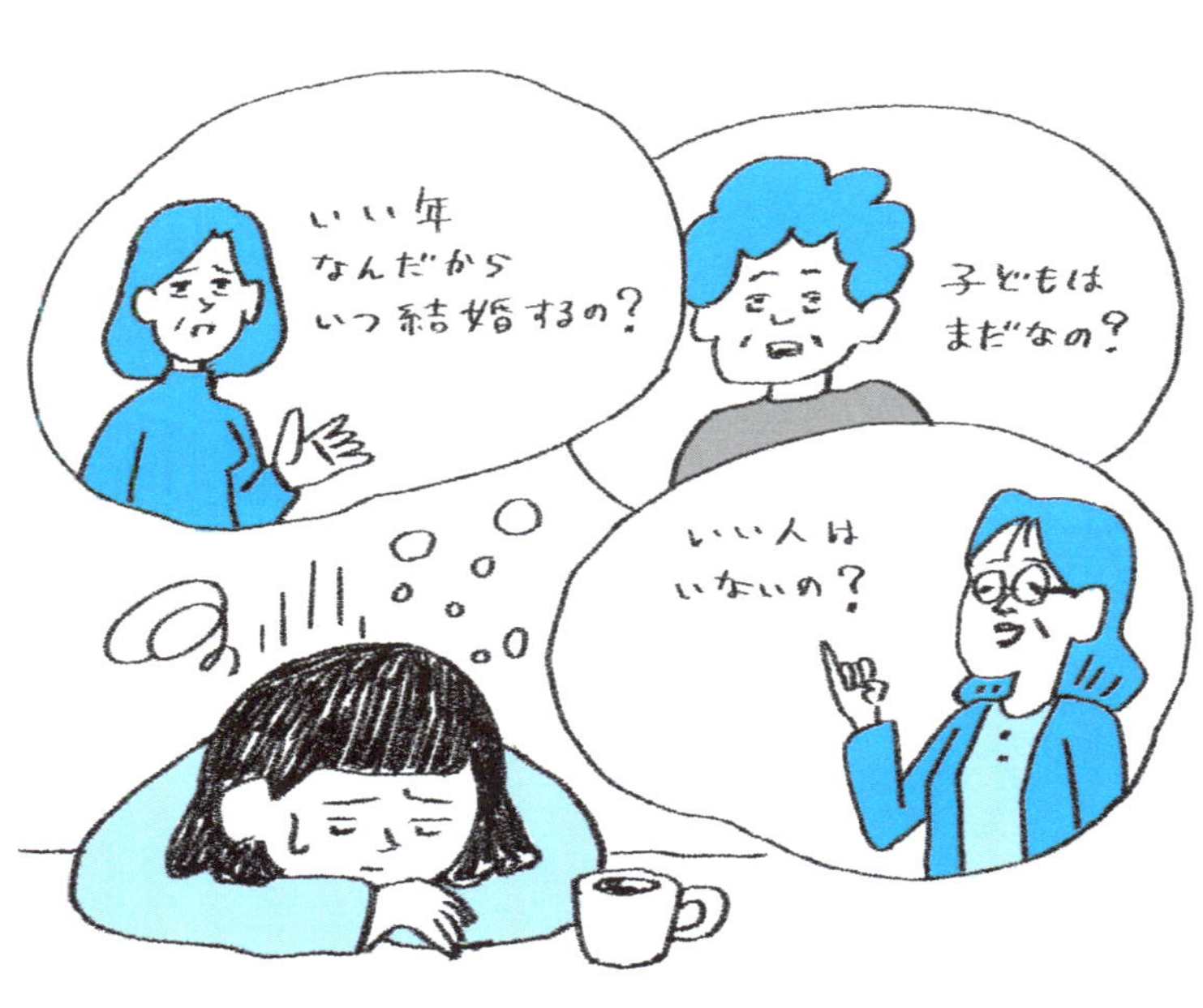
いい年
なんだから
いつ結婚するの？
子どもは
まだなの？
いい人は
いないの？

●世代間ギャップを埋めるのは容易ではない

実家に帰省する度に、親や親戚から「そろそろ結婚したら？」と言われてうんざり……というのは、多くの患者さんらからよく聞く話です。こういうときには、「親や親戚とはそういうものだ」と割り切るのもよいでしょう。親世代と今の世代では価値観や生活状況が違うのですが、相手の事情や社会背景を理解して、発言できる人というのはなかなかいないものです。いくら説明をしても、自分たちの価値観や常識を人はなかなか崩せないものです。世代間ギャップを埋めるのは、容易なことではないため、どんなに説明をしても理解してもらえないことも珍しくありません。

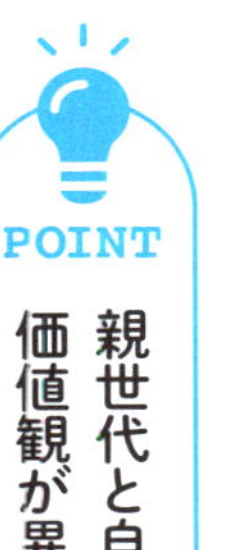

POINT

親世代と自分たちでは価値観が異なることを理解しよう

「間違っていること」を指摘していいのか悩む

●実践を積まないことにははじまらない

「間違っている」と思っても相手が上司や先輩だと、なかなか指摘できないものです。指摘するにも「技量」が必要なので、まずは身近な人やかんたんな話題といった、指摘しやすいところからトレーニングしていくのがよいでしょう。ただし、正論であれば何でも指摘してもよいというわけではなく、うまく伝えるには技量が大事。日頃から「指摘する」経験を積むことで、「伝える」技量を高めておきましょう。少し慣れてきたら、徐々に知らない人や深い話といったように、できる範囲を広げていくとよいでしょう。いざというときのための日々のトレーニングが大事なのです。

理想

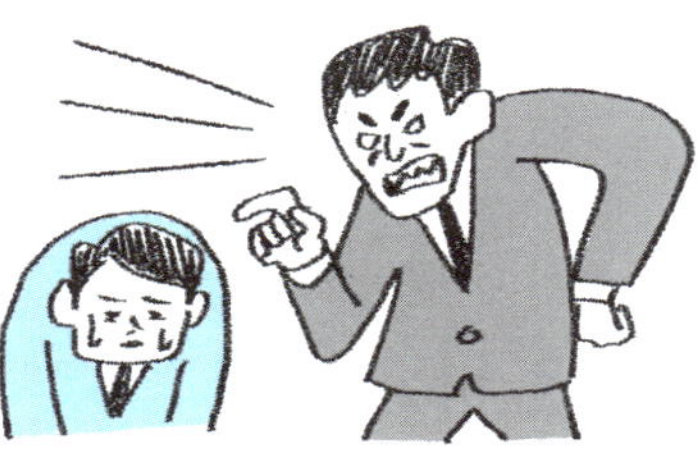

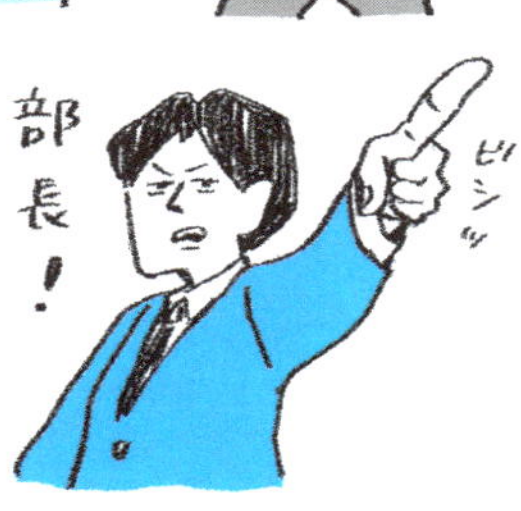
ビシッ
部長！
怒りすぎですよ

現実

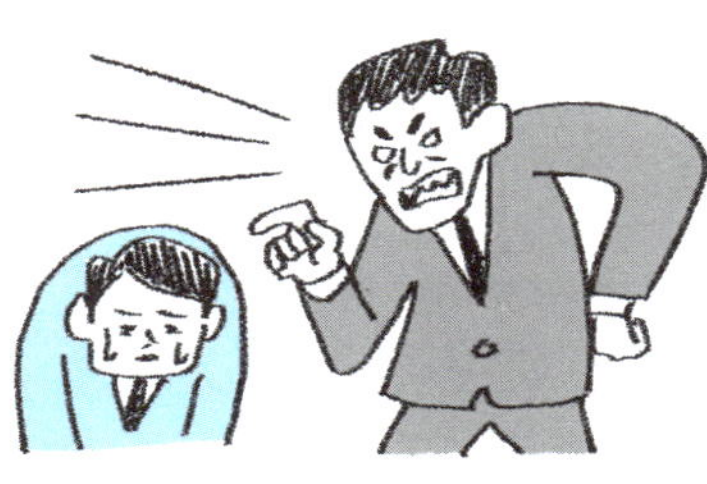

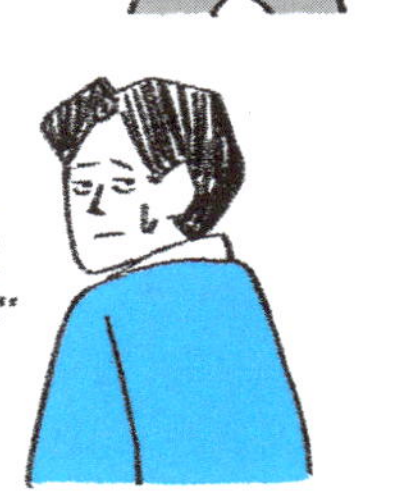
言いたいけど
言えないよ…

POINT

身近な人やかんたんな話題など、自分のできるところからはじめよう

人にどう思われているかが気になって仕方ない

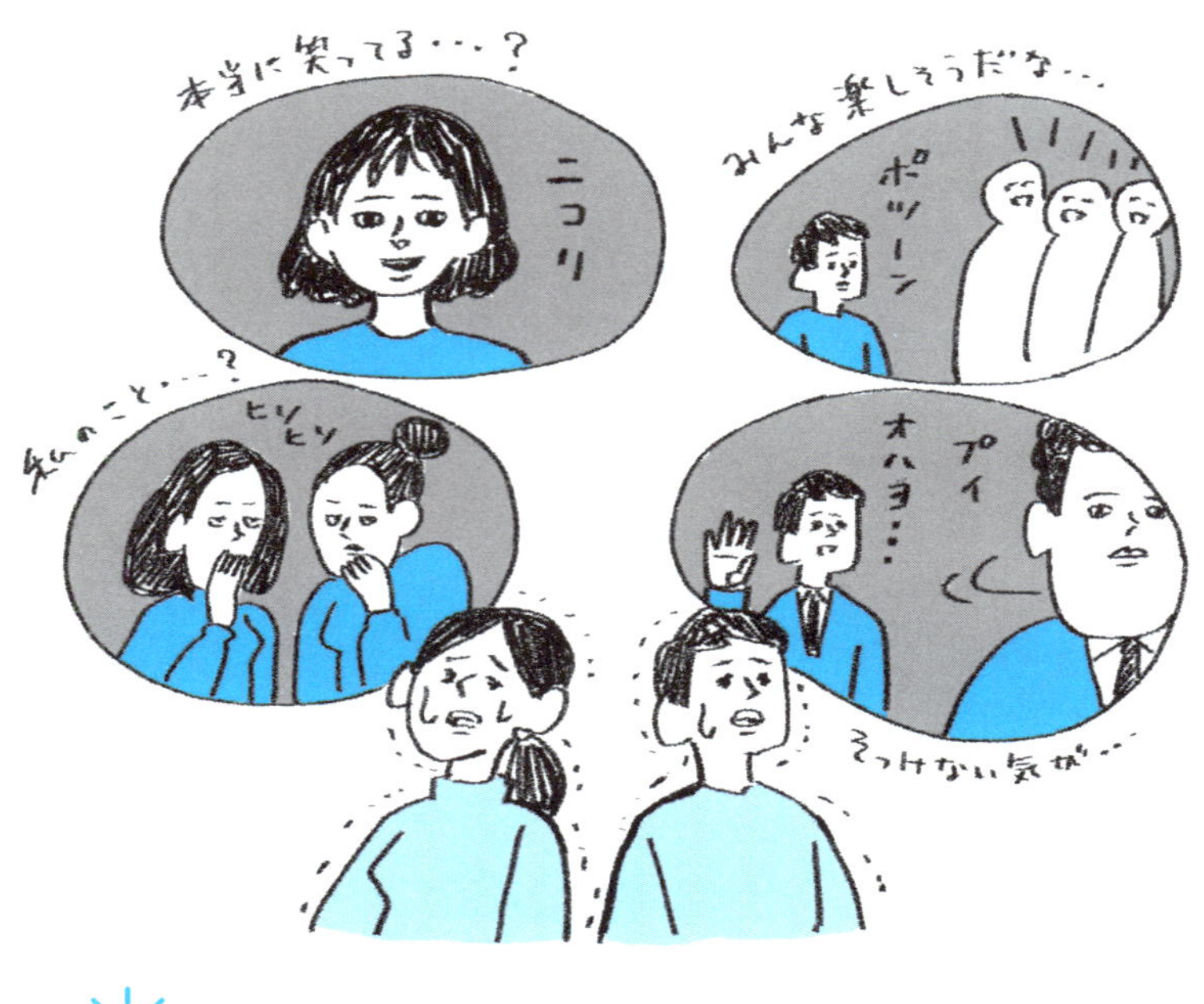
本当に笑ってる…？
ニコリ
みんな楽しそうだな…
ポツーン
私のこと…？
ヒソヒソ
オハヨ…
プイ
そっけない気が…

●「なぜ気になるのか」を追求する

人にどう思われているかが気になって仕方がないという場合は、最初に「なぜ気になるのか」ということを考えてみましょう。いじめや仲間はずれになりたくないからなのか、出世に遅れたくないからなのか、それともダサいとかかっこ悪いと思われたくないからなのか。そこをはっきりさせることで、じゃあどういうところは嫌われてもいいのか、逆にどういうところでは嫌われたらマズいのか、あなたの基準が明確になります。不安を解消するには、まずは不安の理由を明らかにする必要があります。そのうえで、だったらどんな行動とポジションをとるのがベストかを考えて行動するのです。

POINT

まずは「嫌われてもいい部分」と「ダメな部分」を明確にすべし！

嫌われるのが怖くて自分の気持ちを正直に伝えられない

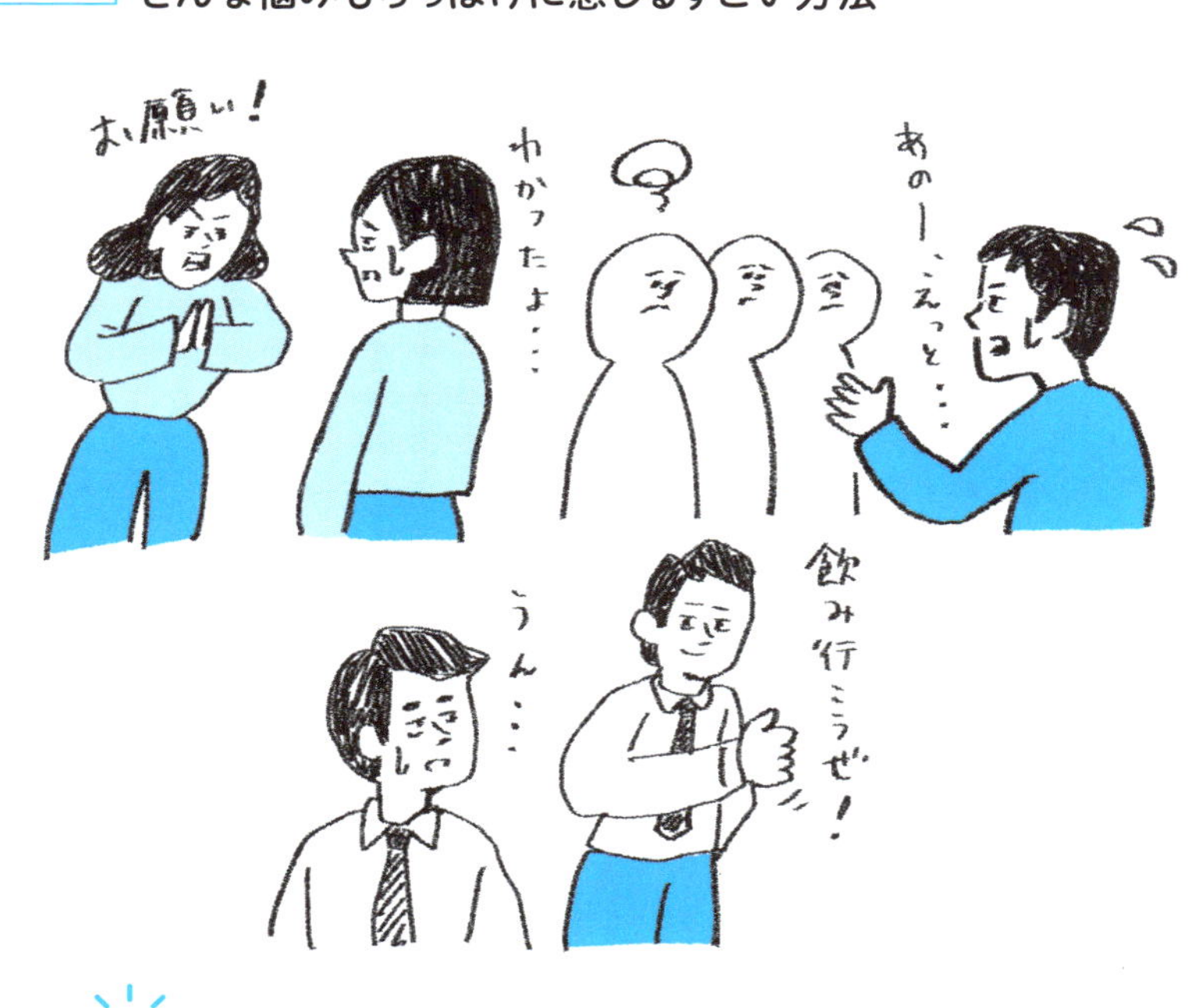
お願い！
わかったよ…
あのー、えっと…
飲み行こうぜ！
うん…

●「嫌われたくないけど気持ちは伝えたい」は無理

別の意見があっても、嫌われるのが怖くて自分の気持ちを正直に伝えられない。そんな自分の性格に悩んでいる人もけっこう多いのではないでしょうか。そのときに考えてほしいのが、「嫌われたくないけれど、自分の気持ちは正直に伝えたい」というのは、虫のいい話だということです。自分の意思を通す以上、「なんだよ」とか「空気読めないな」と思われてしまう可能性があることは覚悟しましょう。少しでも誤解されたくないなら、言うべきではないし、誤解される可能性があっても言うべきことは言うしかないのです。それは生き方の問題でもあり、決断の問題でもあります。

POINT

「正直になるなら嫌われても仕方ない」と割り切る覚悟が必要

嫌いな人のことで頭がいっぱいになってしまう

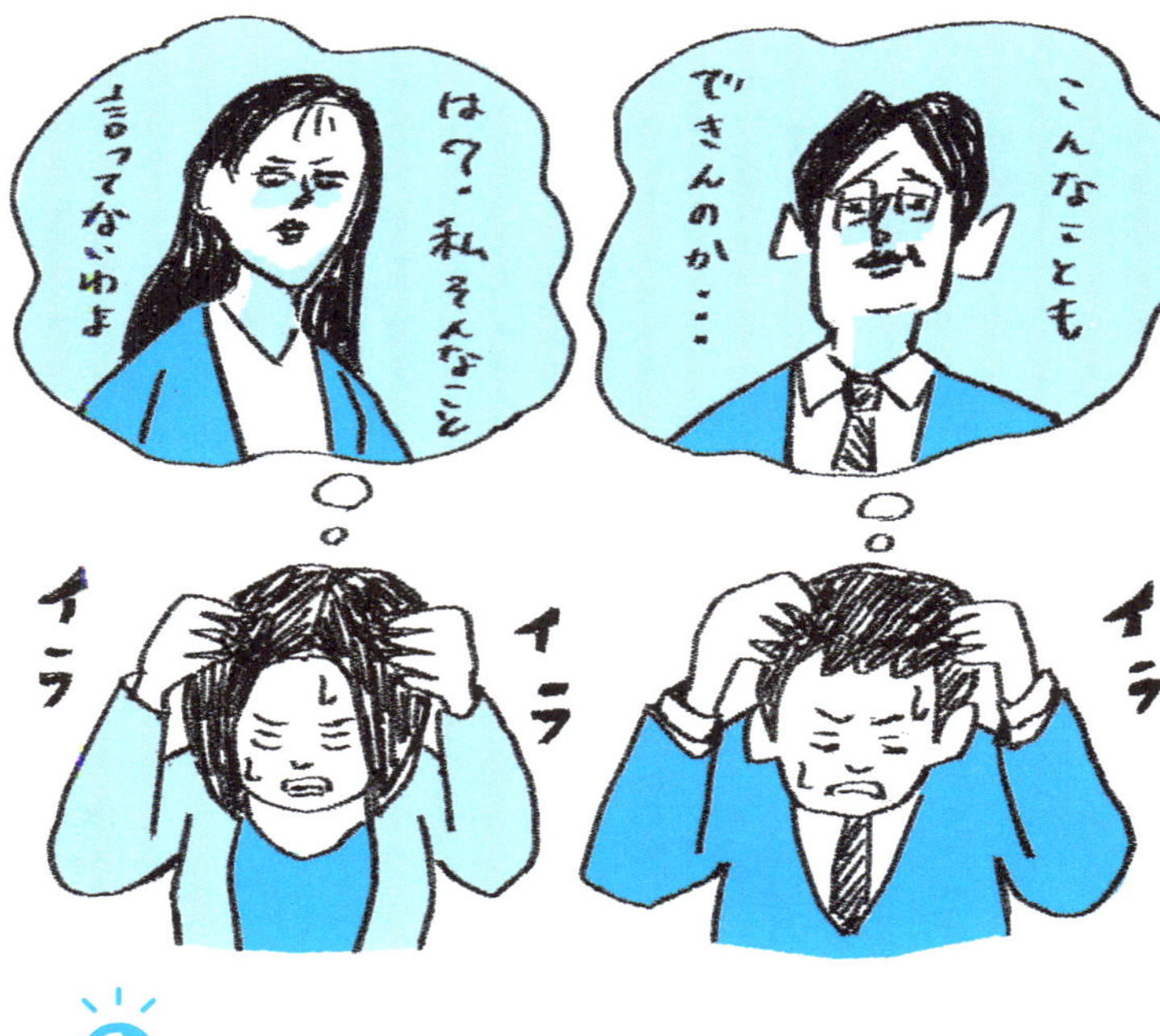

こんなこともできんのか…
は？ 私そんなこと言ってないわよ
イラ
イラ
イラ

●嫌な気持ちを切り替えるには？

嫌いな人のことを思い出して常にイライラする……。これは、気持ちの切り替えがうまくできていないことが原因です。こういう人は、「マインドフルネス」のトレーニングをするのがよいと思います。「マインドフルネス」とは、今この瞬間の自身やまわりの状況に意識を向けるというもの。やり方としては、目を閉じ深呼吸をしつつ、呼吸と体の動きに意識を集中させるのです。深呼吸を続けることで、イライラなどの嫌な感情から平常心へと思考が切り替わるため、心を落ち着かせたいときに有効です。悔しくて夜も眠れない、なんてときは、この方法を試してみるとよいでしょう。

POINT

「マインドフルネス」で気持ちを切り替える習慣をつけよう

人と比べられるのが嫌でたまらない

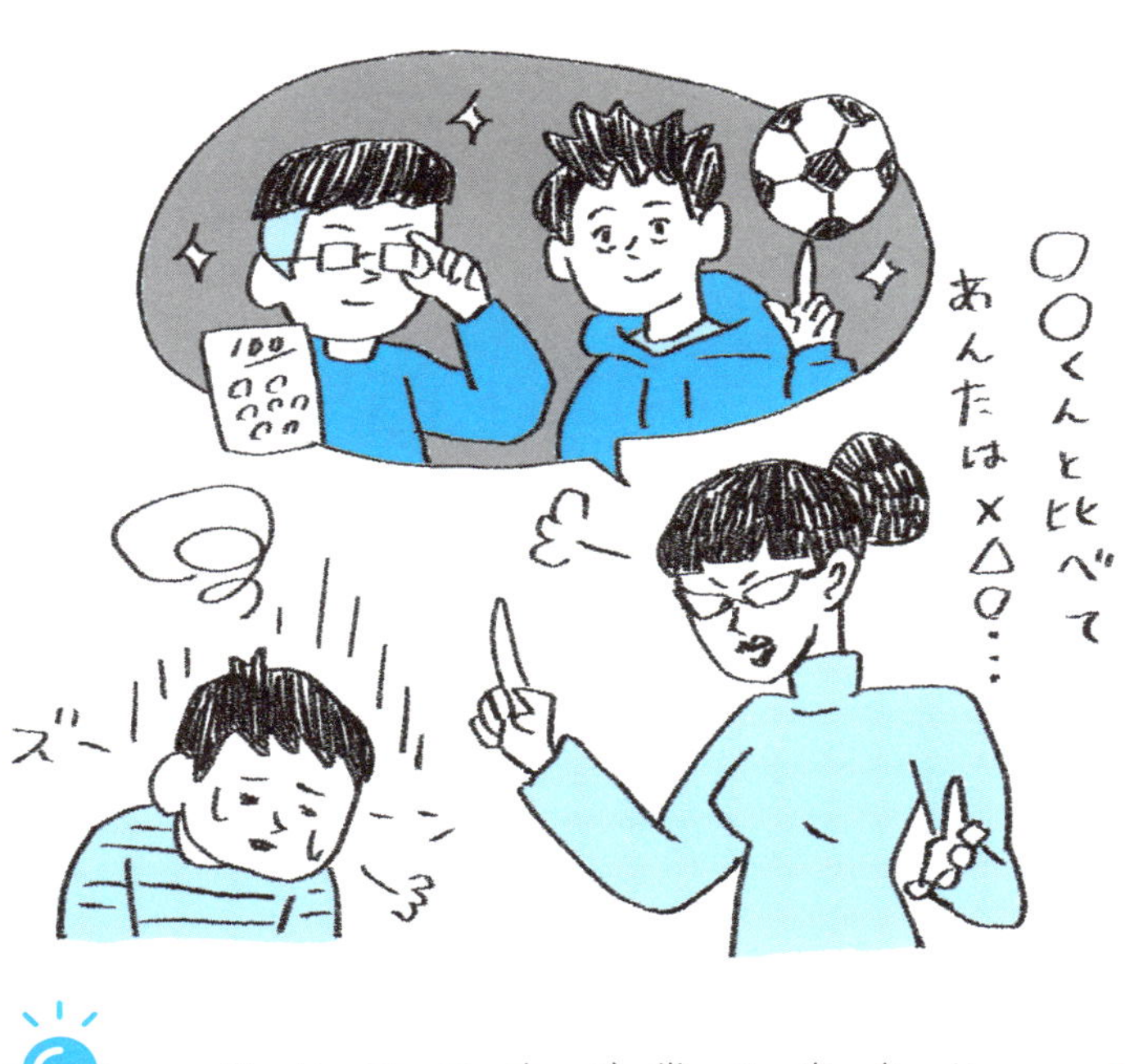

●成功や優劣は運である

「○○と比べてあなたは……」といったように、誰かと比較されて嫌な気持ちになった経験は誰にでもあるでしょう。比較されると自尊心が傷つけられ、自己肯定感も下がってしまいます。しかし、残念なことに私たちは学校の成績、受験、仕事の成果など、常に他人と比較される社会で生きています。ところが、努力ではどうしようもないことがほとんどです。才能の違いもあれば、環境の違い、タイミングや運の影響もあります。遺伝子研究が進むにつれ、努力できることさえ、遺伝子の役割が大きいこともわかってきました。仕方がないと割り切り、うらやんだり落ち込むよりも、やれることだけやりましょう。

POINT

比べる人は運や遺伝を理解していない

パワハラやセクハラを気にして部下と距離ができてしまう

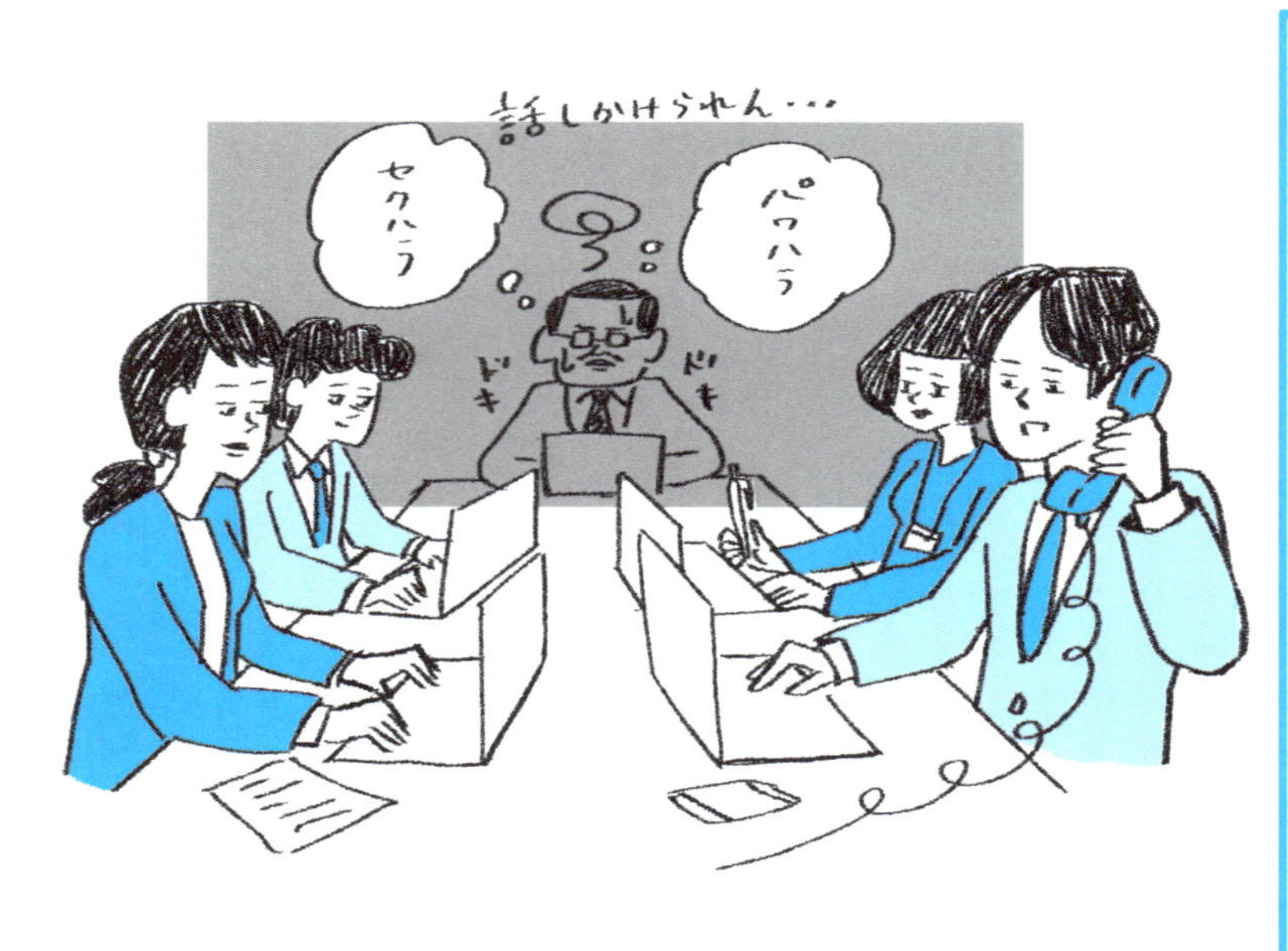

●正しいコミュニケーションとは？

部下と良好な関係を築くには、結局のところ自分のコミュニケーション能力を磨くしかありません。ここで大切なのは、正しいコミュニケーションを知るということです。まず、嘘ではなく、自分の気持ちをきちんと伝えるようにしましょう。本音で話さないと、相手の心には届きません。また、たとえ部下でも敬意を払うことも大事です。もちろん、意見が対立することがありますが、そこで上司の立場を利用して高圧的になるのはNG。コミュニケーションとは、どちらが正しいかではなく、互いに譲り合って妥協点を見つけるためのものです。そこを勘違いしないことが、うまく人と接する際の基本です。

POINT

コミュニケーションとは互いの妥協点を見つけるためのもの

職場の雰囲気が悪く派閥ができてしまっている

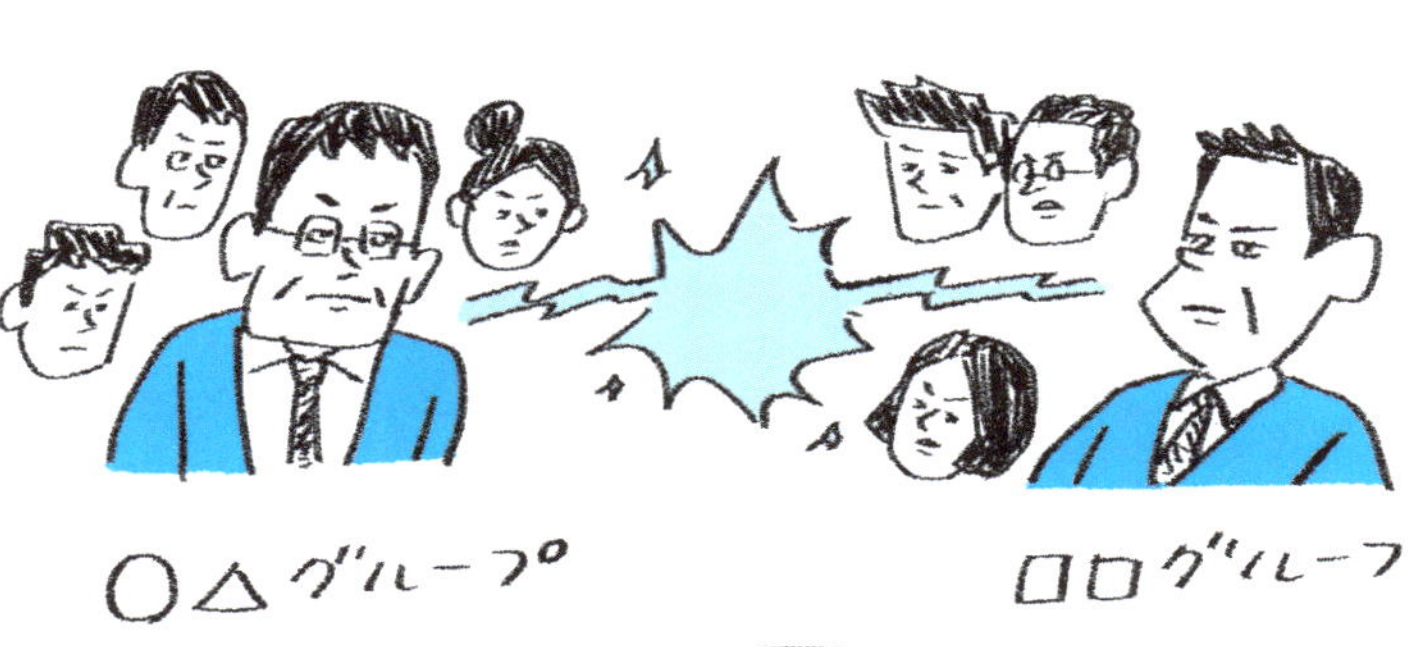

●組織の派閥問題にどう対応すべき？

派閥争いに対して、どういうポジションをとるかは、会社員にとって大きな問題のひとつです。この際、まず認識してほしいのは、派閥が対立している状況というのは、組織にとって健全ではなく、病的な状態にあるということです。ですから、自らそこへ首を突っ込むのではなく、「今、会社は病んでいる」ととらえた上で、自分はどう立ち回れば安全かを考えることが重要になります。あなたが組織のリーダーであれば、病的な状況から回復する方法を考える必要がありますが、一社員の場合は、組織が健全化するまで、どう生き延びるかを第一に考えることが、自分にできる現実的なラインだと思います。

POINT

「今、会社は病んでいる」ととらえて冷静に立ち回ることが大事

わからないことがあってもかっこ悪くて聞けない

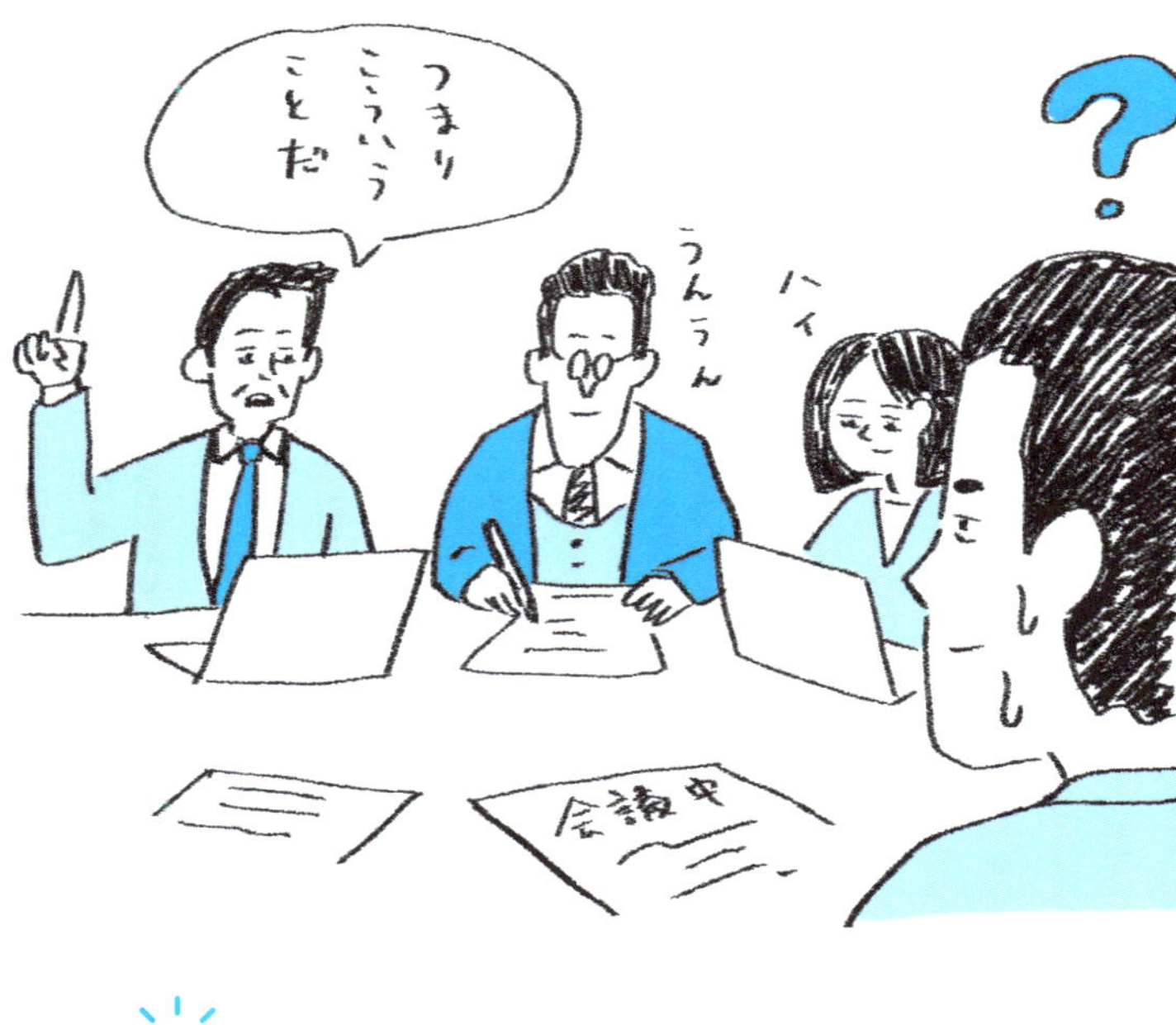

つまりこういうことだ
うんうん
ハイ
どういうことだ……
会議中

「聞くは一時の恥、聞かぬは一生の恥」だけど……

何かわからないことがあっても、無知だと思われそうで、人に聞くことができない……。そういう人は、まずは可能なかぎり自分で調べる癖をつけましょう。そのうえで、どうしても疑問があることだけをまとめて質問するとよいでしょう。そこまでやれば、もはやかっこ悪くもなんともありません。また、相手に下に見られたくない、常に自分が優位に立ちたいというプライドから、なかなか聞けないという人もいます。こういう人は、そもそも謙虚さが足りていません。自分が傲慢になっているかもしれないと認識して、日頃から他人との接し方を改めることが、問題解決への第一歩です。

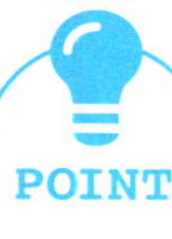

POINT

自分で調べたうえで、疑問がある場合だけ聞けばかっこ悪くない

仕事のミスで怒られるとひどく落ち込んでしまう

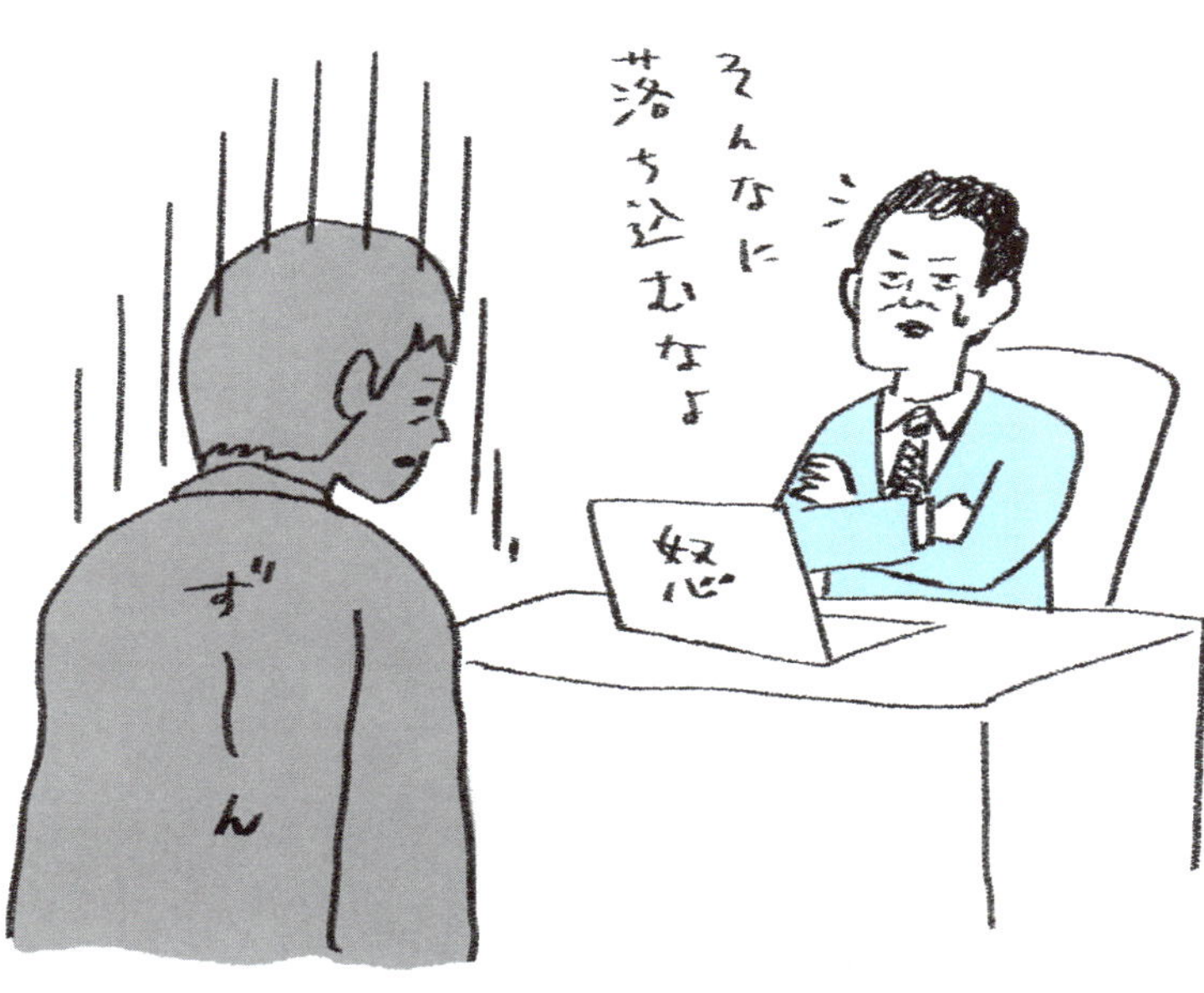

●怒られた経験が少ないと落ち込みやすい

怒られると誰でも落ち込むもの。幼い頃から怒られすぎて、自尊心がボロボロのタイプの人もいますが、最近は怒られることに慣れておらず、すっかり自信をなくしている人が多いようです。親や教師、上司らのフォローが手厚く、失敗しそうなときははやめに介入し、失敗を未然に防いでくれることが珍しくありません。世のなか全体が官僚的で、失敗を許さず、自分の保身のためにも若い人に挑戦させないことが多くなってしまっています。怒られることに慣れていない、という自覚があるならば、怒られることに慣れていきましょう。もし慣れることができれば、ほかの人にはない、あなたの武器になります。

POINT
怒られたときは自分が成長するチャンスと前向きにとらえよう！

仕事をすべて抱え込んでしまい失敗続き

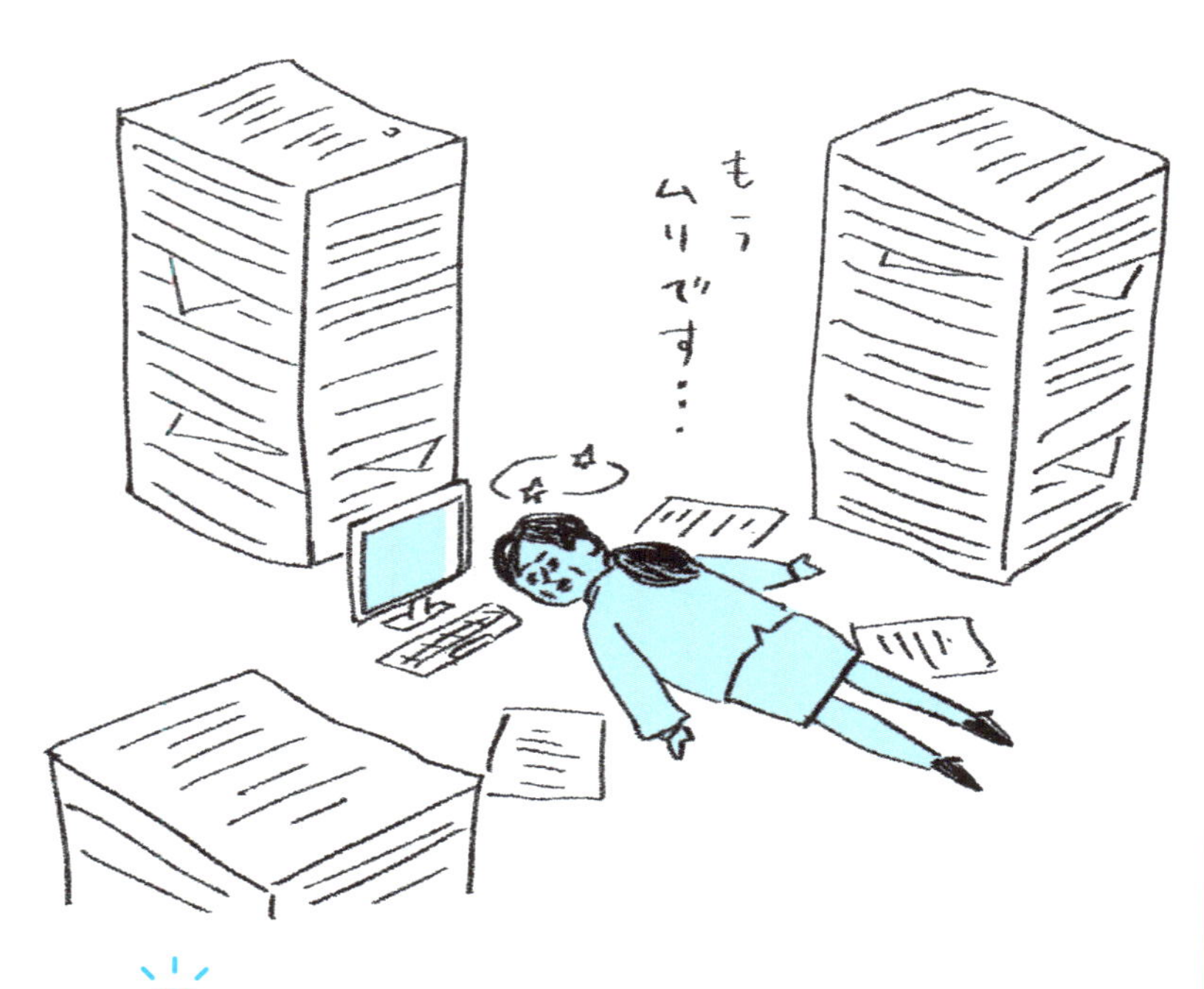

●仕事を他人にまかせられない原因は？

仕事を他人にまかせることができずに、何でも自分でやろうとする。こういう人は、「共感力」が低いことが多い印象です。よく勘違いされるのですが、「共感する」というのは、同じ考えの人の気持ちがわかることではありません。自分とは立場や価値観が異なる人でも、一定のリスペクトを示せることをさします。つまり、相手へのリスペクトが足りないからこそ、仕事をまかせることができないわけです。この問題を解決するには、まずは相手のことを知ることが大事です。相手のことをリスペクトできれば、信頼することができる。そうすれば安心して仕事をまかせることもできるようになるはずです。

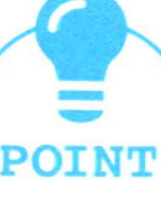

POINT

相手と共感できる部分を増やせばリスペクトが生まれる

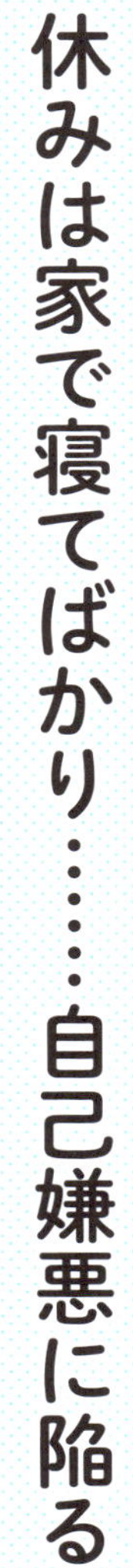

休みは家で寝てばかり……自己嫌悪に陥る

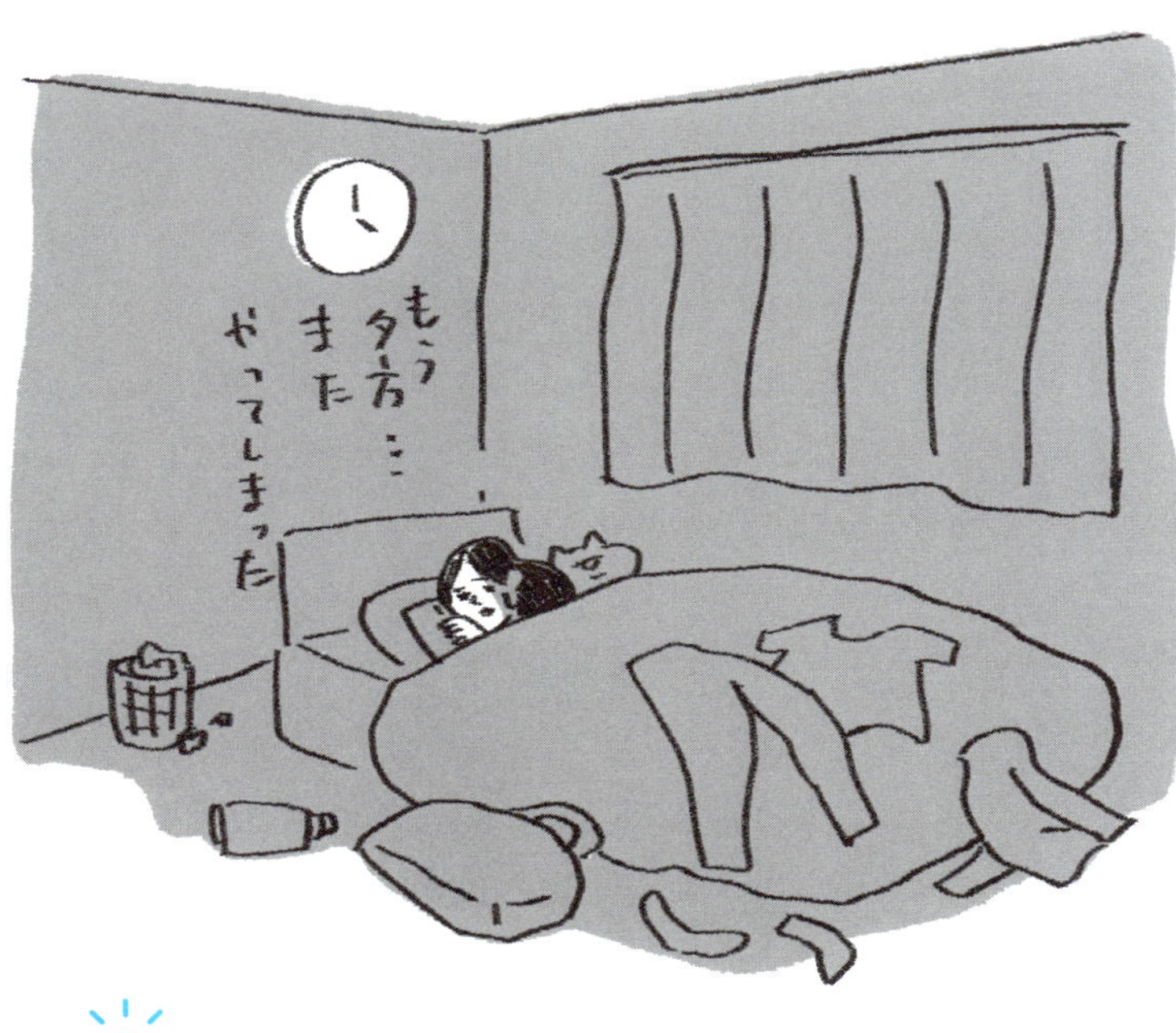

●自己嫌悪になっても余計なストレスを溜めるだけ

休みは家で寝てばかりというのは、要するに遊んだり、家事をしたりする気力がないということです。同じように仕事をしても、まったく元気な人と、ぐったりしてしまう人がいるように、個人の活力（バイタリティ）というのは、それぞれ差があります。そのため、仕事で疲れ果てて、休日は何もする気が起きない人もいて当然なわけです。とくに女性は、男性と比べて体力が低いという生物学的な事実がありますから、こうした状態になりがちです。そこで自己嫌悪に陥っても余計なストレスを溜めるだけなので、だったら「これはバイテリティの問題だから仕方ない」と割り切るほうがよほど健全と言えます。

POINT

バイテリティの問題で、休日寝てるだけの人も案外多い

おわりに

本書は、多くの人たちに自分の心、メンタルのことを正しく理解してほしいという思いから、制作がはじまりました。

冒頭で触れたように、心とは脳です。脳というのは遺伝子という設計図をもとにつくられ、そのなかに記憶、経験や知識などがデータとしてインストールされたものに過ぎず、その臓器のなかで心や意識と呼ばれる現象が起きています。また、五感を通じて受ける外部刺激がトリガーになり、人は心を使って考えはじめるのです。つまり心というものは、遺伝子、データ、今の環境ーこの3つの要素で成り立っています。

メンタルの不調というのは、この3つのどこかに問題があることで生じます。本書では、データの部分に問題がある場合、それを自分で修正していく「セルフケア」の方法について紹介してきました。

しかし、正直なところ、セルフケアを実践するのはとても難しいと言わざるを得ません。ですので、完璧を目指すのではなく、ある程度自分ができないことは「仕方がない」と思って受け入れましょう。あきらめつつ自分の弱さを受け入れて、やっていけばいいのです。

そして、もうひとつ知っておいて欲しいことがあります。それは、「すべての人には価値がある」ということです。誰にでも弱い部分があり、ダメな部分もありますが、必ずよいところもあるのです。その人の弱さやダメさも含めて、その人の価値があります。そういったことをしっかり理解することはとても大切です。「○○ができない自分は価値がない」と考えてしまう人がいますが、決してそんなことはありません。生きていることに意味があり、生きているだけで価値があるということが、理解できていないだけです。それは、そういうふうに言ってもらった経験がないからなのでしょう。ですので、最後にはっきりと伝えておきます。

「あなたにはあなたにしかない価値があるのです」

早稲田メンタルクリニック院長　益田裕介

【監修者紹介】

益田裕介（ますだ・ゆうすけ）

早稲田メンタルクリニック院長。精神保健指定医、精神科専門医・指導医。防衛医大卒。防衛医大病院、自衛隊中央病院、自衛隊仙台病院（復職センター兼務）、埼玉県立精神神経医療センター、薫風会山田病院などを経て、早稲田メンタルクリニックを開業。主な著書に『精神科医の本音』（SBクリエイティブ）、『精神科医がやっている聞き方・話し方』（フォレスト出版）などがある。メンタルについてのあらゆる疑問をわかりやすく解説するYouTubeチャンネル「精神科医がこころの病気を解説するCh」も運営しており、登録者数は64万人を超える。

【参考文献】

『精神科医の本音』（著 益田祐介・SBクリエイティブ）／『まんが 夜のこころの診療所 精神科医がいるスナック』（著 益田祐介、マンガ 青山ゆずこ・扶桑社）／『【心の病】はこうして治る まんがルポ 精神科に行ってみた！』（著 益田祐介、イラスト 青山ゆずこ・扶桑社）／『心と行動がよくわかる 図解 発達障害の話』（監修 湯汲英史・日本文芸社）

「精神科医がこころの病気を解説するCh」（https://www.youtube.com/@masudatherapy）

「精神科医が解説、子どものこころCh」（https://www.youtube.com/channel/UC-Dt3AdFvoloYY5o52CxltA）

※この他にも多くの書籍やWebサイト、論文などを参考にさせていただいております。

【STAFF】

編集 ――― 株式会社ライブ（竹之内大輔／畠山欣文）

執筆 ――― 小日向淳／永住貴紀

デザイン ――― 内田睦美

カバーデザイン ――― 佐藤実咲（アイル企画）

カバーイラスト ――― 羽田創哉（アイル企画）

DTP ――― 株式会社ライブ

校正 ――― 聚珍社

【監修者YouTube】

眠れなくなるほど面白い 図解 メンタルの話

2025年4月1日　第1刷発行

監修者　益田裕介

発行者　竹村 響

印刷所　株式会社光邦

製本所　株式会社光邦

発行所　株式会社 日本文芸社

〒100-0003　東京都千代田区一ツ橋1-1-1 パレスサイドビル8F

乱丁・落丁などの不良品、内容に関するお問い合わせは、

小社ウェブサイトお問い合わせフォームまでお願いいたします。

URL https://www.nihonbungeisha.co.jp/

Printed in Japan　112250324-112250324 Ⓝ 01　（300087）

ISBN978-4-537-22267-8

（編集担当：藤澤）